長寿と健康

乳酸菌とヨーグルトの保健効果

細野　明義　著

幸書房

まえがき

小さいとき私の家には山羊が数頭飼育されていました。小学四、五年生の頃の夏、いつものように山羊の乳搾りをし、残り一頭の山羊の乳房に手をかけたとき、その山羊が急に暴れ出し、新しい糞がべっとりついた山羊の左後肢が容器に入ってしまいました。搾りたての乳を全部捨てるわけにもいかず、この乳を誰が飲むことになるのだろうかと子供心に気にしながら、乳の入った容器をいつもの場所よりも見えにくいところに置いて学校へ出かけました。学校でも朝搾った山羊乳のことがかなり気がかりでした。夕方になって母親は山羊乳を鍋に移し換えていつものように飲用のために沸かしましたが、山羊の糞がしっかり入った乳は加熱によって見事に凝固してしまい、幸い誰の口に入ることもなく全部捨てられることになりました。母親は「今朝、お前が搾乳した山羊は体調が悪かったのだろう。山羊だって生き物なのだから」と言って片付けてくれました。

不潔なミルクは加熱によって凝固しやすくなることの科学的理由について知ったのは大学でミルク科学を専攻してからのことでした。同時に、紀元前数千年前に人類が野生動物を家畜化して乳を搾り、それを放っておくことによって微生物が増殖して酸乳になったことを古代人がたまたま発見し、それが今日の発酵乳になったことも教わりました。小学生のとき体験したあの日のことが思い出され、発酵食品が生まれるきっかけは他愛も無い偶然に他ならないことをつくづく実感しました。

大学で仕事をするようになって十数年がたったある年、エールリッヒ腹水癌細胞を移植したラットにヨーグルトを与えると癌細胞の増殖が抑制されたとする論文がアメリカの有名な科学誌に発表されました。私はこの研究に物凄く感動し、「そのような研究をやってみたい」の一心で、三島市にある国立遺伝学研究所の故 賀田恒夫先生のもとで教えを乞うことに決めました。先生は当時食品由来の発癌物質の研究では世界のトップに立っておられる学者でした。土曜日の午後に賀田先生のところに出かけ、日曜日の夕方までご指導を受ける生活を一年近く続けました。

本書は賀田先生との出会いを嚆矢《こうし》に、発酵乳とヒトの健康について二十年近く私なりに研鑽を積んできた成果を概略的にまとめたものです。かねてその成果を一冊の本にまとめることを強く勧め、その出版について幸書房に打診して下さった株式会社 食品資材研究会の今西和政氏と、出版を快くお引き受け下さり、出版までのあらゆる労をとって下さった株式会社 幸書房の夏野雅博氏に心からの御礼を申し上げます。

子供のときの山羊乳との出会いがなかったら、ミルクに大きな関心を示すこともなく、多分今と違った道を進んでいたかも知れません。ましてやこのお二人との出会いもなかったと思います。天佑の出会いを感謝します。

二〇〇三年　五月

細野明義

目次

長寿と健康

乳酸菌とヨーグルトの保健効果

第1章　微生物と人との関係

1　微生物には種類があります

微生物の誕生はいつ頃なのでしょうか？　それをお話しするには地球の誕生にまでさかのぼらなければなりません。

地球がいつ頃生まれたかについて、人は強い関心を持ち続けてきました。そして多くの科学的検討の結果、今では地球の年齢が約四十六億年であることがわかっています。地球誕生時の大気は今日とはかなり違い、メタンと水素が主成分で、酸素は存在していませんでした。海洋は地球内部から放出される水蒸気によってつくられました。やがて地表の温度が下がり、メタンに代わって窒素が主成分となって、地球上に生命が誕生する状態が整い、有機物が出現しました。この有機物はコアセルベートと呼ばれ、生命の始原として注目されています。現在では当時の地球の大気状態を再現して、コアセルベートを人工的につくり出せますが、コアセルベートが即、微生物になったとす

年代（億年）											
45	40	35	25	20	10	5	4	3	2	1	現代
		原始核細胞	嫌気性菌	窒素固定細胞	真核細胞	プランクトン 紅藻	褐藻 シダ類	昆虫類 爬虫類 両生類	裸子植物 鳥類	哺乳類 被子植物	人類

図1.1　生物の進化

る証拠はいまのところありません。

地球に初めて生物が誕生したときの環境を考慮に入れると、地球は無酸素状態であったことは確かです。つまり、無酸素状態で生きることのできる微生物（これを嫌気性微生物《けんきせいびせいぶつ》といいます）が最初の生物であり、今から三十五億年前に生まれたといわれています。類人猿といわれる人間らしき動物がこの地球に現れたのが今から一五〇〇万年前のことですから、微生物は人間にとってははるかかなたの大先輩ということになります（図1・1）。

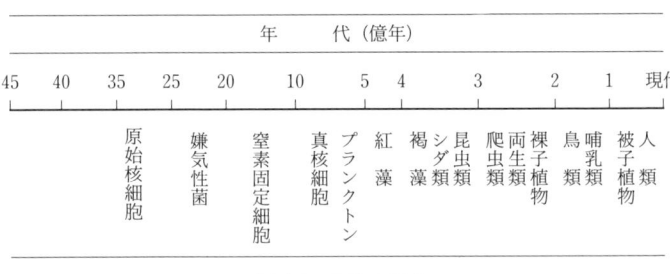

無酸素の状態で生命活動を営んでいた微生物は窒素固定《ちっそこてい》（微生物が空気中の窒素を取り込み、自ら利用しやすいように窒素化合物に固定化すること）をかなり行っていたことが推測されます。やがて微生物は光合成を行うようになって、大気中の酸素の量は徐々に増え続け、今から五億年前の古生代（図1・2）には、今日の大気の状態になったといわれています。

微生物は肉眼では見ることができず、顕微鏡でしか観察できない小さな生物のことをいいます。バクテリアといわれる細菌、日本酒やワ

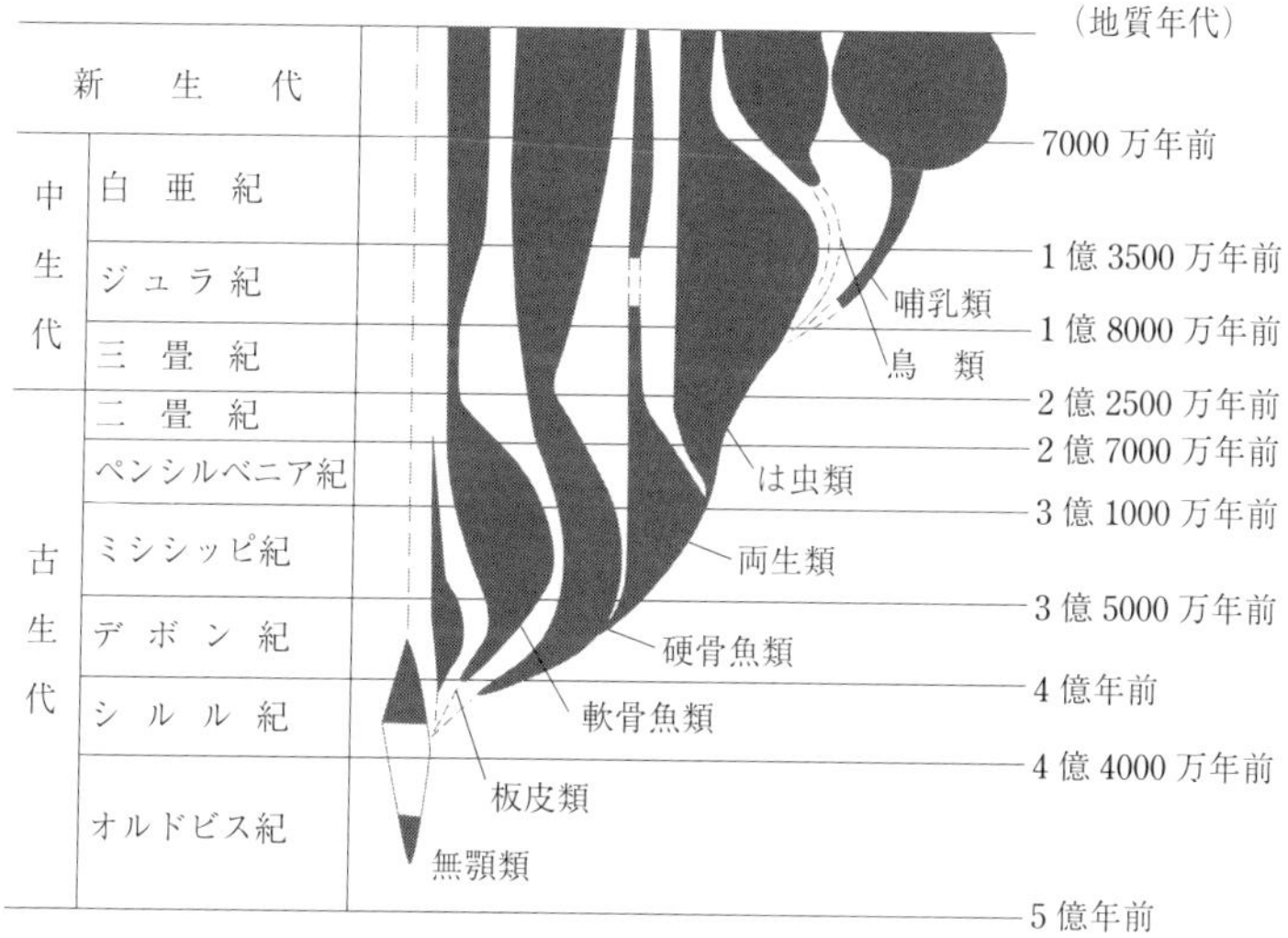

図1.2　脊椎動物の系統樹
(講談社出版研究所編「世界科学大辞典」13巻、131頁を一部改変)

インをつくる酵母、それに集合すると青や黒の綿埃のように見えるカビなどがその仲間たちです。

それではそれぞれについて説明しましょう。

＊細　菌

カビや酵母よりも古い時代にこの地球に出現した細菌はバクテリアともいい、細胞をもつ生き物のうちでもっとも小さく、その長さは二〜四ミクロン程度です。一ミリの千分の一がミクロンですからいかに小さいかがわかります。細菌の細胞はカビや酵母とは違って単純な構造になっていて、細胞の真ん中にくびれができて分裂が起こり、一個の細胞が二個になって増殖していきます。

＊酵　母

イースト菌ともいいます。細菌よりも細胞の内部が複雑にできています。細胞は卵形、球形、楕円形など様々なかたちをしており、その大きさは直径一〇ミクロン程度です。細菌のように細胞が真っ二つに分裂して増殖するのではなく、細胞の端から芽が出て（これを出芽《しゅつが》といいます）、それが親の細胞とほぼ同じ大きさになると親細胞から離れて独立した細胞になり、以後同じ過程を繰り返しながら増殖していきます。

＊カ　ビ

糸状菌ともいいます。大部分が菌糸と呼ばれる糸状の細胞で、菌糸の幅は一〇ミクロン程度、長さは細胞がつながって数ミリメートルから数センチメートルになるものもあります。この菌糸はところどころで枝分かれをし、その先端に特有のかたちをした胞子や、胞子の房がつくられます。つくられた胞子から再び菌糸が伸び、どんどん増殖していきます。

微生物は酸素のあるところを好むものや、無酸素状態を好むもの、さらには酸素の有無にかかわらず増殖できるものなどその種類は様々です。このような違いがあるのは先に述べたように微生物の出現が地球の生い立ちと密接な関係があるためです。さらに、微生物の中には私たち人間に対して多くの恵みを与えてくれるものと、恐ろしい病気を引き起こすものとがありますが、他の動植物と同様に、人間はそれらと支え合ったり、時には恐れながら生きてきました。現在知られている微生物の種類は数万種にのぼります。これらの微生物をうまくコントロールしながら、微生物の恵みを得ることを可能にした人間の知恵は実に素晴らしいと思います。

2　微生物を発見したのは誰？

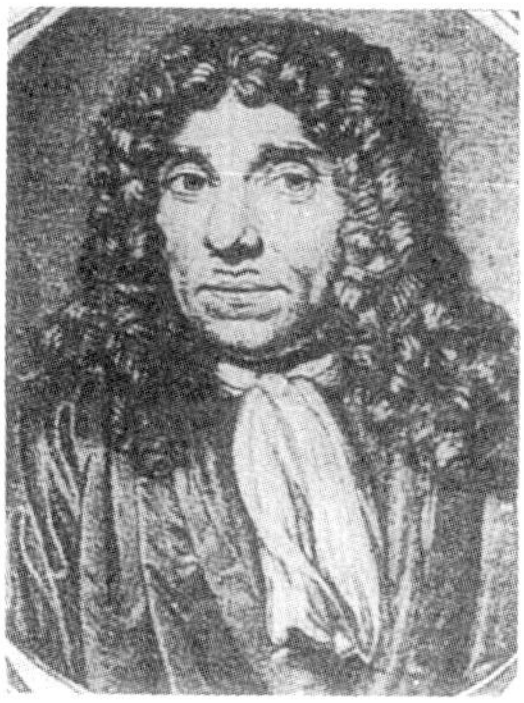

図 1.3　レーウェンフック (1632～1723)

この小さな物体が地球上に存在することを最初に発見したのは一体誰でしょうか。それを成し遂げた人はアントニ・レーウェンフック（一六三二～一七二三）というオランダ人でした（図 1・3）。家庭は貧しくはありませんでしたが、裕福でもなかったようです。彼の母は息子を市の職員か自営業者として身をたてさせるつもりでした。その修業のために彼は七歳のときアムステルダムで警察官をして

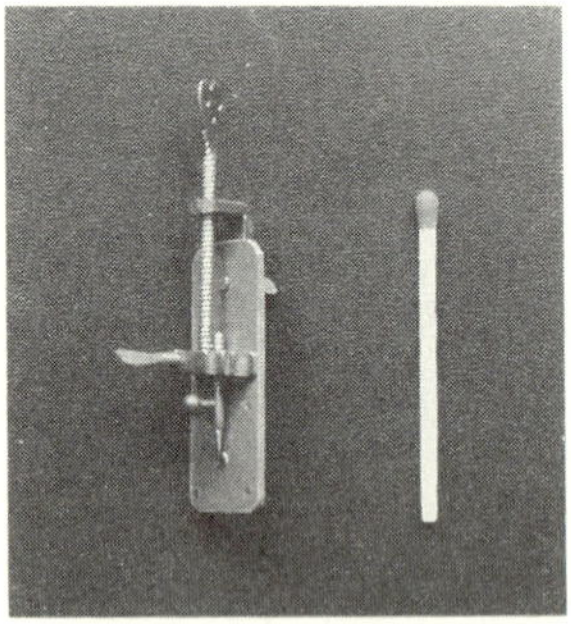

図 1.4　レーウェンフックの発明した顕微鏡

いる伯父のもとに預けられ、呉服商の見習いとして約六年間をそこで過ごしました。その後、故郷のデルフトにもどり、結婚すると、自営業者として順調なスタートを切りました。彼は織物商を営むかたわら、二十七歳のときに市の債務保証を行う財務管理者になり、収入も安定してきました。五人の子供にも恵まれ、幸福な人生を歩むかに見えました。しかし、非情にも彼は子供を次々と失い、たった一人の娘だけが残りました。さらに、一六六六年には最愛の妻が他界してしまいました。やがて彼は再婚することになりますが、再婚相手の父親が牧師であったこともあり、再婚はデルフトの知識層の人々との懇親を深めるきっかけになりました。

かねてよりガラス磨きを趣味にしていた彼は、磨いたガラスを用いて顕微鏡をつくり上げました。顕微鏡というと小学校や中学校の理科室にある複数のレンズが組み合わされたものを想像されるでしょうが、彼がつくった顕微鏡は一個のレンズでできています。複数のレンズを組み合わせてつくる顕微鏡を複式《ふくしき》顕微鏡というのに対し、一つのレンズでできた顕微鏡を単式《たんしき》顕微鏡と呼んでいます。図１・４に彼がつくり上げた顕微鏡の実物写真を示しました。彼は顕微鏡で身近にある様々なものを観察し、人類がかつて見たこともなかった奇妙な形をした小さな生物を見つけ、それらを

〝アニマキュール〟と名付けて、精密に記録しました（図1・5）。

彼は顕微鏡の発明者として後世にその名を知られていますが、当初は顕微鏡の仕組みや観察の結果を他人に語ろうとはしなかったようです。それは、彼自身が科学的知識のバックグラウンドをもっていなかったからともいわれていますが、はっきりしたことはわかりません。彼は顕微鏡を通じて見たままのものを記録し、次々と新しい発見をしていくわけですが、その成果を公表するようになったのは、再婚をきっかけに交流するようになった知識層の人たちとの社交会での出会いでした。レーウェンフックは生涯、まとまった著述を発表することはしませんでしたが、顕微鏡を通じて見た微小な世界の観察記録を克明に記した二五〇篇にもおよぶ英国王立科学会に宛てた手紙を残しました。

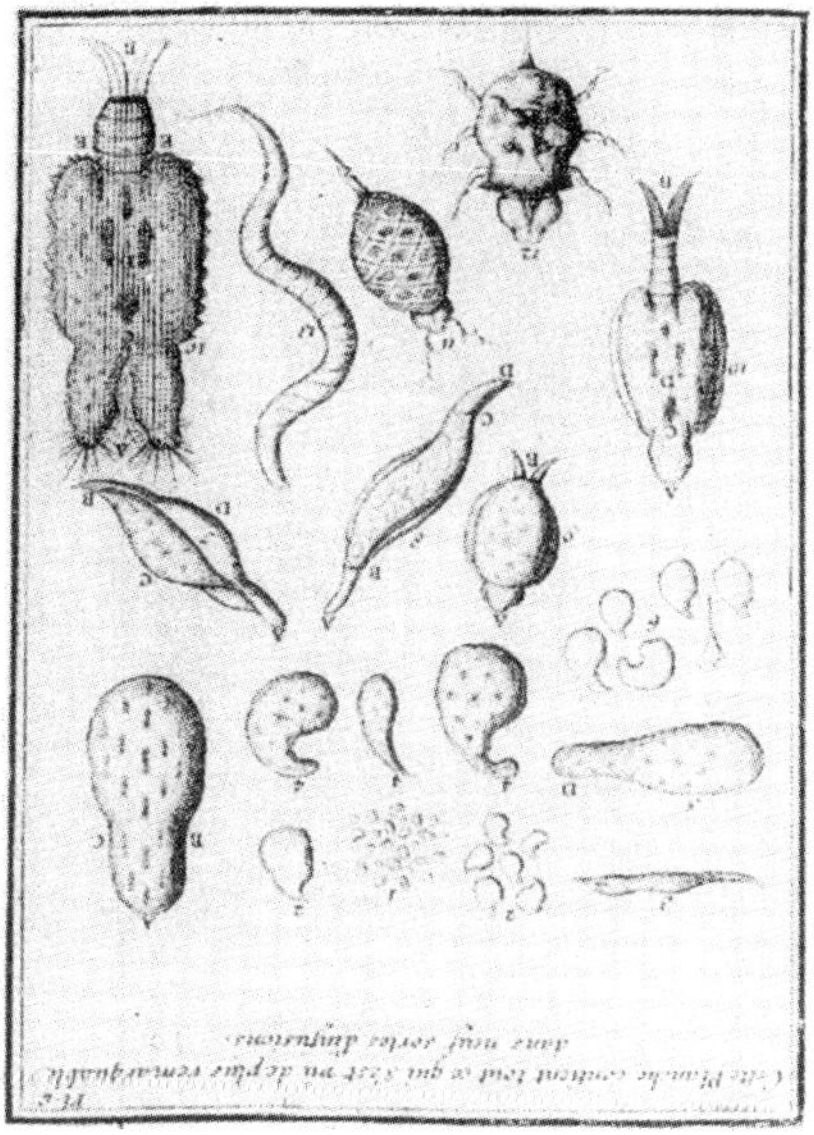

図 1.5　アニマキュールのスケッチ

英国王立学会の人々は彼の観察結果に対して様々な質問を投げかけました。その問いに彼自身が答えるという過程を経て、彼の観察力と洞察力は精緻さを増していきました。この英国王立学会は今日の学会活動の始まりとなるもので、十七世紀の半ばに創設されました。まさに、当時のヨーロッパにおける学会活動の主導的役割を果たしており、それだけに彼の発見は注目の的となっていたことがうかがわれます。

彼は顕微鏡で小さな生物を観察する中で、大きな生物も小さな生物も同じメカニズムで動いていることに気づきました。しかし、顕微鏡のつくり方を明かさなかったことが、逆に当時の科学者達が彼の観察結果に疑いを抱くことにもなり、彼の功績に対してしばらくは高い評価がなされませんでした。彼が八十四歳になりやっとベルギーのルーベン大学からメダルが授与され、その功績が初めて称《たた》えられたのでした。そのメダルには、ラテン語で「観察したものは小さいが、名声は非常に大きい」と記されていました。彼は最後まで好奇心と熱意を失わず、鋭く、クールな観察者であり続けたのです。

微生物の中でも菌糸を形成するカビは、その先端に特有の形をした胞子や胞子の房（胞子嚢《ほうしのう》といいます）を形成しますが、その形態を顕微鏡で観察し、記録に残した人がいます。その人はイギリス人、ロバート・フックです。一六六五年に彼が著した有名な『ミクログラフィア』にはケカビの胞子嚢とバラのサビ病菌であるグラグミディウムの胞子が見事なタッチで描かれています（図1・6）。図に示したように、フックが複式顕微鏡で観察したカビの大きさをスケールで示しているのはまさに驚きであり、当時のヨーロッパにおける科学観察の緻密《ちみつ》さを物語るものです。

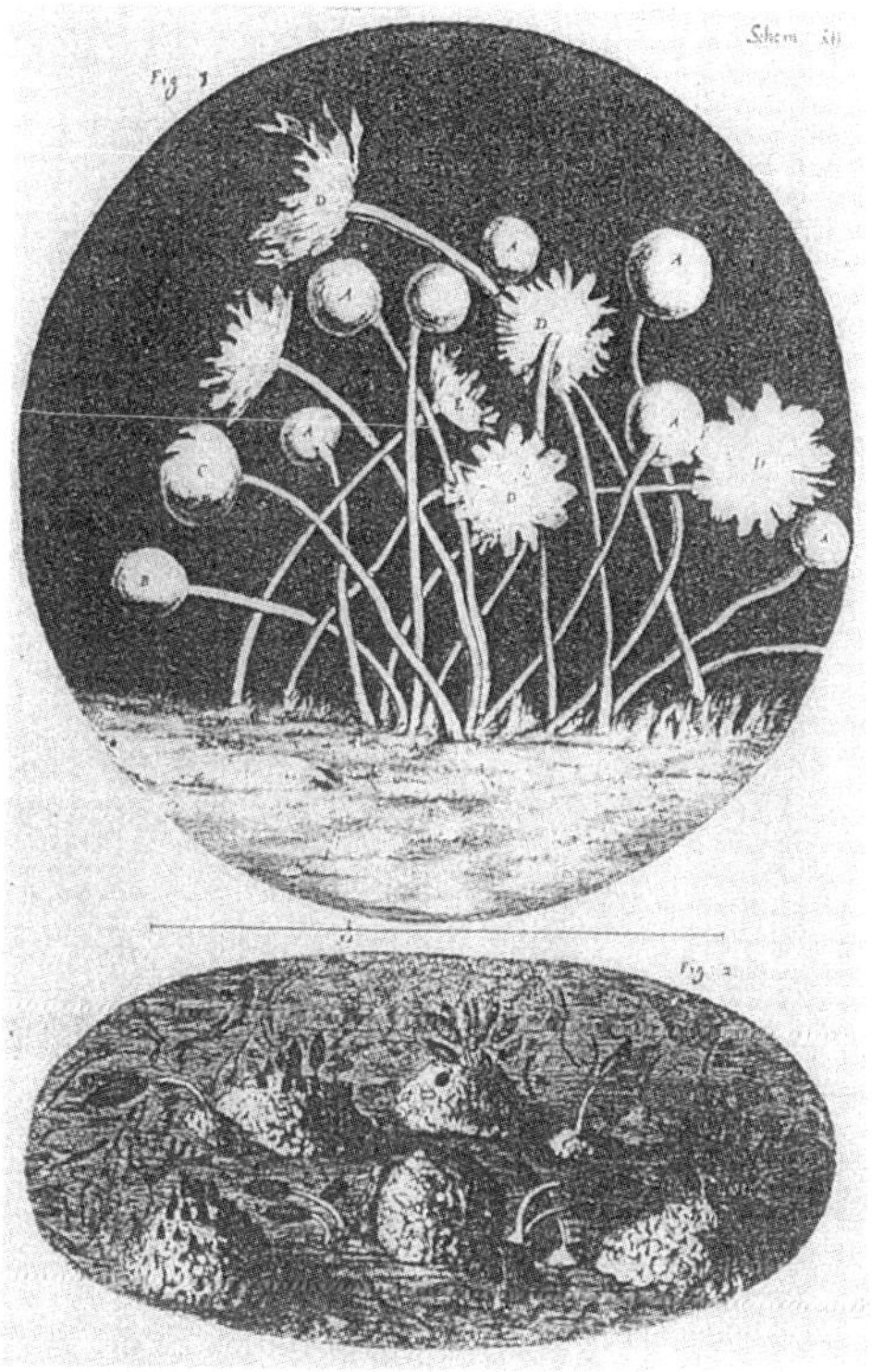

図 1.6　フックの描いた世界最初のカビの図

発明者不詳である望遠鏡は十六世紀ないし十七世紀の発明といわれていますが、顕微鏡と望遠鏡の出現は近代科学誕生の象徴であり、イタリアから西部ヨーロッパに広がりをみせた近代ルネッサンスの勃興《ぼっこう》と共に、近代科学の発展に大きく貢献しました。

3　天才パスツールの功績

レーウェンフックが生

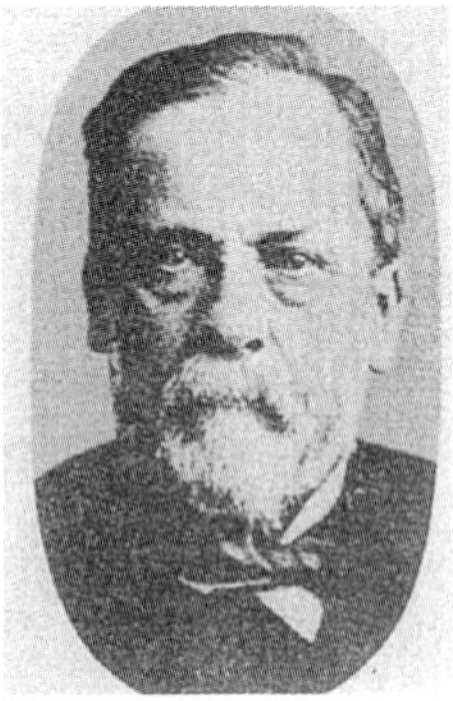

図 1.7　パスツール
(1822〜1895)

涯観察し続けた小さな生物がどのようにして発生するかについては、当時は「自然発生説」が有力でした。つまり、そのように小さな生物に親があるはずがなく、無生物から生物へと自然に発生したのであろうと当時の多くの科学者たちは考えていたからです。しかし、この自然発生説は十九世紀に入って一人の天才の出現によって完全に否定されました。その天才とは、牛の炭疽《たんそ》病や人間の狂犬病に対するワクチンの開発者として、また微生物学の創始者として知られるルイ・パスツール（一八二二〜一八九五）です（図1・7）。

彼はフランス東部に生まれました。彼の父はなめし工でナポレオン軍にも参加した愛国心あふれる人で、彼もまた強い愛国心を生涯持ち続けました。高等師範学校の学生であった頃、彼は宝石のように光り輝く結晶の構造に強い関心をもち、その構造と成分の研究に邁進《まいしん》し、今日の化学の基礎を築き上げました。

最初、パスツールがとりあげた結晶は酒石酸塩でした。酒石酸塩はワインの発酵過程でアルコールができるときに沈殿する古くから知られていた結晶で、当時、染料としても広く使われておりました。パスツールは、酒石酸が光に対して特有な性質を示すことに気づき、すでに存在が知られていたL–酒石酸のほかにもう一つの酒石酸であるD–酒石酸を分離することに成功しました（図1・

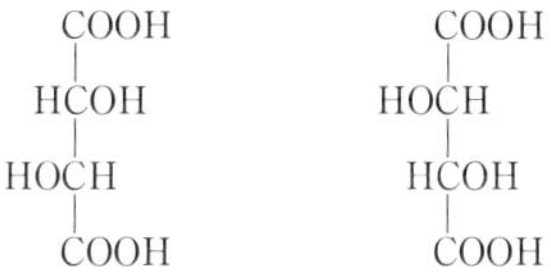

L-酒石酸（d-酒石酸）　D-酒石酸（l-酒石酸）

DL-酒石酸（dl-酒石酸、ブドウ酸）

図 1.8　酒石酸の光学異性体

8)。L型とD型の違いは、ある特定の波長をもつ光を当てると、その光を左方向や右方向に偏《かたよ》らせる角度が互いに異なることで区別されます。このように元素組成は全く同じなのに特定の光に対する応答が異なる分子を光学異性体といいます。話が少し難しくなってきたかもしれませんが、パスツールの先見性は今日多くの物質の性質を特徴付けるうえで極めて重要である光学異性体の概念を導きだしたことです。当時はまだ錬金術をまともに信じている人たちがいた時代でしたが、彼も含めて自然科学の大きな歩みが開始された時期でもあります。酒石酸の結晶についての研究をきっかけに彼の関心は発酵現象へと広がり、培地の中で起こるアルコール発酵や乳酸発酵の現象を詳細に研究することに着手しました。

まず、彼のこの分野での功績は、先にも述べたとおり、「小さな生物は自然に湧く」という生物自然発生説に終止符を打ったことです。その証明として彼は次のような有名な実験を行いました。

彼は空気中の雑菌の侵入を防ぐために、先端を白鳥の首のように細長く曲げ伸ばしたフラスコ（パスツールのフラスコとしてその名が知ら

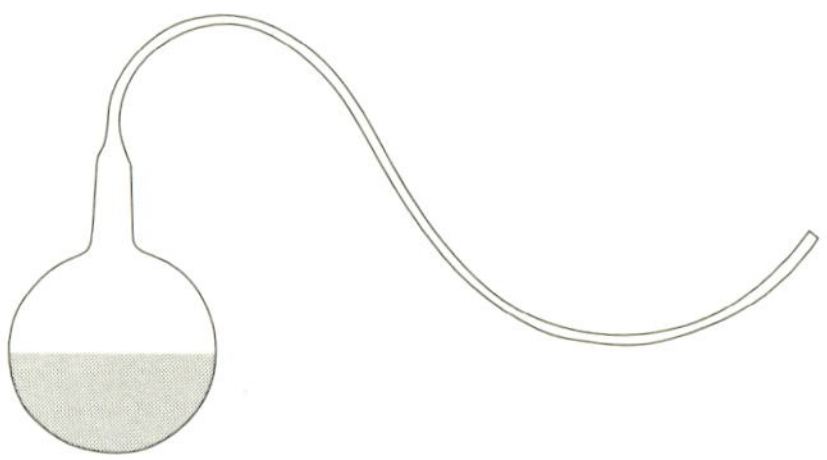

図 1.9　パスツールのフラスコ

れています。図1・9）を考案しました。その中に肉汁を入れて煮沸し、そのまま静かに放置しました。空気中の雑菌は細長く伸びた管中を通過して肉汁には容易にたどりつけないはずです。生物自然発生説に拠れば、フラスコ内の肉汁は細菌の自然発生で濁るわけですが、結果は彼が考えていたとおり、液体の濁りはこのフラスコ内の肉汁では観察されなかったのです。つまり、小さな生物は自然には発生しなかったわけです。

「すべての生物は生物から発生する」という彼の有名な言葉は、地球上のあらゆる生物が自然に湧いて出てくるようなことは絶対にないことを科学的に証明した、確信に満ちあふれた宣言でもありました。

パスツールは、微生物の研究をさらに進め、発酵が微生物の活動と密接に関連していること、またそれぞれの発酵に関わる微生物はそれぞれ異なっており、それらの微生物の栄養要求もまた異なることを次々に明らかにしていきました。

これらの研究をもとに、パスツールは当時のブドウ酒の製造業者が悩んでいた酸敗《さんぱい》の克服にも貢献しています。酸敗とはブドウ酒がときとして酸っぱくなる現象をいいます。彼は、その原因はアルコールができないで酢酸ができるためであり、ブドウ酒をつくる過程でアルコールをつくる微生物のほかに酢酸をつくる微生物が混入して汚染した結果であると判断したのでした。

そこで彼は汚染菌を除去する方法として、ブドウ酒を加熱することを提案しました。ブドウ酒製造業者の間では加熱すれば酸敗は防止できることは経験的に知られていましたが、加熱をすればなぜ酸敗が防げるかについてはわかっていませんでした。パスツールは微生物という概念を確立したうえで、加熱と殺菌との関連性を明らかにしたのです。今日、低温殺菌（六三～六六℃で、三〇分加熱すること。牛乳などの殺菌に用いられています）のことを彼の名にちなんで英語でパスツゥリゼーション（pasteurization）というのもこうした彼の功績からです。

微生物が、決して自然発生的に誕生したのではないことを科学的に証明することは一筋縄ではいかないことであり、多くの反論に対して根拠をもって覆すことは容易なことではなかったと思います。今日、パスツールが驚異の天才と呼ばれ、その功績が高く評価されているのも彼の鋭い観察力と強靭《きょうじん》な論理力があったればこそです。何百年もベールに包まれていた事柄が、ある日突然一人の天才によって解き明かされ、真実の女神が白日の下《もと》に微笑んだ歴史的事実をこのパスツールに見、実に発見とは突然なされるものだとつくづく思います。

4　微生物は蟲（むし）ではありません

今日、私たちが日常的に食べている味噌、納豆、酒、チーズ、ヨーグルトなどの食品は微生物の働きによりつくられるものです。これらの発酵食品はパスツールによって微生物が発見されたよりもはるか昔から存在していたことはいうまでもありません。発酵とは微生物が生きるうえで必要なエネルギーを栄養素から生み出していく働きです。発酵のメカニズムについては専門書に譲るとして、ここでは、発酵のもたらす利点、つまり発酵によって腐りやすいものが腐りにくくなったり、新たに好ましい風味が生まれたり、素材の色調、組織が改善されたり、さらには栄養性が向上するといったことを紹介したいと思います。

昔の人は発酵の主役を演じる微生物の存在を知らないまま発酵食品をつくり上げました。発酵の過程で時には発泡したり、またある時には腐敗するという現象が起こります。昔の人はそれらをどのようにみていたのでしょうか。そこに生物の存在を漠然とではあれ感じていたのではないかと思われます。いずれにせよ発酵が微生物によってなされることをはっきりとは知らないまま、営々と発酵食品をつくり、それらを食べてきたことだけは事実です。

筆者が勤める大学の図書館には、明治八年（一八七四）に刊行された『牧牛利用説』（図1・10）が所蔵されており、その中に微生物を蟲《むし》と思って書かれた一文があります。この印刷物の原著は『独逸《ドイツ》農事図解』に所載されており、アント・ハンチンゲルなる人物が著した当時のヨーロッパにおける牛乳の保存法やチーズの製造法を紹介したものです。これを内務省勧業寮（いまの農林水産省）がオランダ人、ファン・カステルに和訳させ、平野栄、鳴門義民が校閲して出版したのが『牧牛利用説』です。その中で牛乳の腐敗について次のように記した一節があります。

「…乳汁の速やかに酸敗するは最初牛欄（うしごや）に在りて消化機（消化器）の作用節を失ふか、あるいは貯器、窖倉（あなぐら）などの粗造なるか、又或は大気の流通宜しからざるによるものなり。血様乳汁は再三こして止むことあり。或は常度となることあり。是乳房を撲ら、或は乳房に病ある時、疎略に絞り取る等によりて起こるものなり。乳汁の青色を帯ぶるものはインフチヲンスチールヘン（水中に生ずる蟲）の水を与ふるによりて此病の素となる。其蟲はよく浮沈し、且、速やかに増生す」

この文章の大意はおおよそ次のようになります。

「搾乳《さくにゅう》した牛乳がすぐ腐るのは乳牛が消化器を患っているか、搾った牛乳を貯蔵する場所が粗造であるか、あるいは空気の循環が悪いことが考えられる。牛乳に血が混ざっているときはそれを二度も三度も濾《こ》すと取り除かれることがある。また牛乳に血がいつも混ざることもある。これは乳房をぶったり、乳房に病気があったり、または疎略に搾乳したときに起こるものである。さらに、牛乳が青色を呈

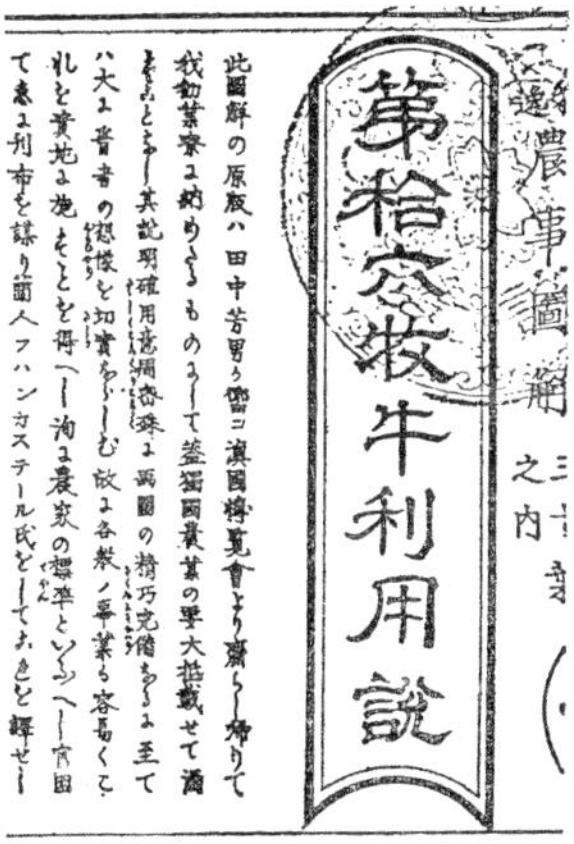

図 1.10　『牧牛利用説』の表紙

するときは蟲の混入した水が与えられたことが原因である。この蟲はよく浮沈し、早い速度で増殖する」

ここに記された「蟲」とは一体何でしょうか。単なる虫とは考えられず、今日にいうカビと解釈すればここの部分の意味は良く通じます。つまり、パスツールが他界して間もない明治の初めの頃は、日本語として「微生物」なる用語はもとより、その概念すらなく、無理やりに「蟲」と訳したためでしょうが、「疳《かん》の蟲」の蟲と同じく、ある現象を突然引き起こす正体不明な病原体として用いられているところが大変面白いと思います。

その後、明治の中期から大正初期にかけて北里柴三郎、志賀潔、高峰譲吉、野口英世といった著名な日本人科学者たちが、ヨーロッパやアメリカに留学して微生物学や医学を学び築き上げた輝かしい功績を礎《いしずえ》に、日本における本格的な微生物の研究が始まりました。そして今日では日本の微生物学研究のレベルは世界のトップクラスに達するまでに至りました。

5　腸内の有益細菌と有害細菌

健康な成人が排泄する便一グラム当たりには、三〇〇〇億から五〇〇〇億個もの細菌が含まれています。一円玉と同じ重さの便にこれほど多くの細菌が存在しているのですから、おなか全体ではどのくらいの数になるかといいますと、種類にしておよそ一〇〇種類、数にして約一〇〇兆個にもなります。そのような大きな数字をいわれてもピンとこないかもしれませんが、私たちの身体はばく大な数の細菌と共生しつつ、常に多くの恵みを受けながら、またあるときは悪害をこうむりながら生きているのです。

例えば、胎児が母親のおなかにいるときはもちろん無菌状態ですが、出産間近になった母親の産道付近ではビフィズス菌の栄養成分の分泌が盛んになり、たくさんのビフィズス菌が生息し始めるといわれています。そして出産のとき、ビフィズス菌は容易に赤ちゃんの口や肛門から侵入して、腸にたどりつくのです。さらに、母乳にはビフィズス菌をどんどん増殖させる糖類が豊富に含まれており、赤ちゃんの腸にたどりついたビフィズス菌が円滑に増殖することをサポートします。

また、母乳から離乳食へと移行するにつれ次第に様々な細菌が赤ちゃんの腸管に侵入してきて、やがて腸内細菌群（細菌叢《そう》といいます）が腸全体に広がっていきます。赤ちゃんから幼児、児童、成人そして老人へと年齢が加わるにつれ、様々な腸内細菌がその種類と数を変えていきます。そして、ある種類の細菌は腸に定着して宿主である私たちと一生を共にし、またある種類の細菌は宿主から離れていくのです。出産のとき母親からもらったビフィズス菌や、その後増殖する有益な乳酸菌は私たちの一生を通じて付き合う細菌ですが、残念なことに老齢期に入ると、良い働きをするビフィズス菌や乳酸菌がどんどん減っていきます。図1・11にその変化する様子を示しました。

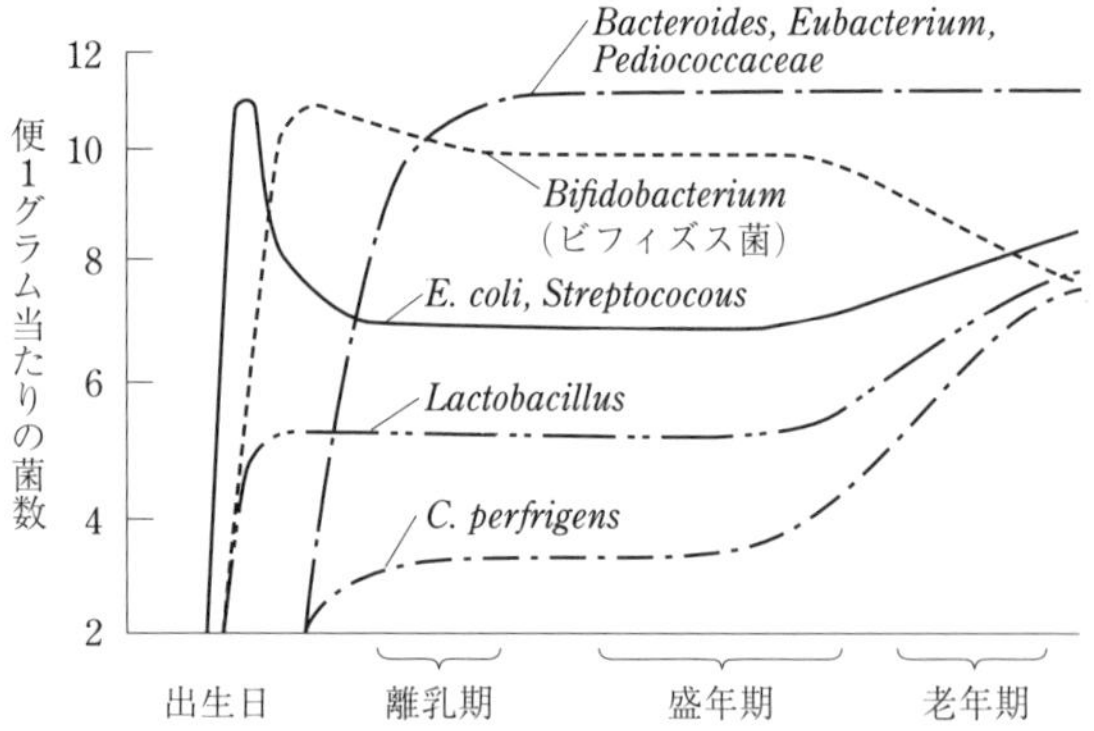

図 1.11　年齢による腸内細菌叢の変化（光岡）

私たちは腸内細菌から常に多くの恵みを受ける反面、悪害をこうむることもあるのはなぜでしょうか。それは腸内細菌にはプラスの働きとマイナスの働きをするものがあるからです。人情味あふれる黄門様が勝つか、非情に徹する悪代官が勝つかはその時の健康状態や、その人の食生活を含めたライフスタイルなどによって大きく影響され、人情ものの時代劇のように常に善が栄えて悪が滅ぶようにはならないのが腸内細菌の世界です。そのうえ、腸管には、健康なときには悪事を働きませんが、いったん、悪代官の勢力が強くなりはじめるとそれに加勢してますます悪代官を勇気付けてしまう日和見《ひよりみ》的な細菌がいます。ずばり日和見細菌と呼ばれる一群の細菌です。その意味で私たちは「諸刃《もろは》の剣」を常におなかの中に持っているようなもので、良い働きをしてくれる細菌をたくさんおなかの中に養っておく必要があるといわれるのもそうした理由からです。

それではおなかの中で良い働きをしてくれる有益な菌

と、よくない働きをする有害な菌についてもう少し詳しく説明しましょう。

これらの細菌をそれぞれ善玉菌と悪玉菌という場合もありますが、本書ではそれぞれを有益菌と有害菌ということにします。

有益菌の代表として先にも述べましたように、ビフィズス菌と乳酸菌があげられます。ビフィズス菌と乳酸菌は共に乳酸を生産し、おなかの中で非常に良い仕事をしてくれています。それぞれの細菌群は互いに多くの点で性質が異なっていますが、ビフィズス菌も乳酸をつくり出すのなら、いっそのことビフィズス菌を乳酸菌の仲間に入れてしまったらどうだろうかと主張する科学者もいます。実際に乳酸菌という呼び名は乳酸をたくさんつくり出すことを特徴とする菌に付けられた総称ですので、おなかの中での有益性が知られているビフィズス菌も乳酸菌としてひとくくりにしてしまう場合が多いのです。しかし、本書ではビフィズス菌と乳酸菌を区別して説明することにします。

ビフィズス菌も乳酸菌もブドウ糖を発酵させて乳酸をつくり出しますが、乳酸のほかに酢酸、エタノール、炭酸ガスなどを生産する菌種もあります。さらに、これらの細菌はすんでいる場所によって性質が異なっている場合があり、同じビフィズス菌といっても人間のおなかにいるものと、動物のおなかにいるものでは必ずしも同じ働きをするとは限らないことがわかっています。「氏《うじ》より育ち」といえるのかもしれません。ビフィズス菌も乳酸菌もおなかの中で有害菌と常に戦い、有害菌が勢力をもつことを阻止してくれているばかりでなく、私たちの腸の活動を活発にして便秘を改

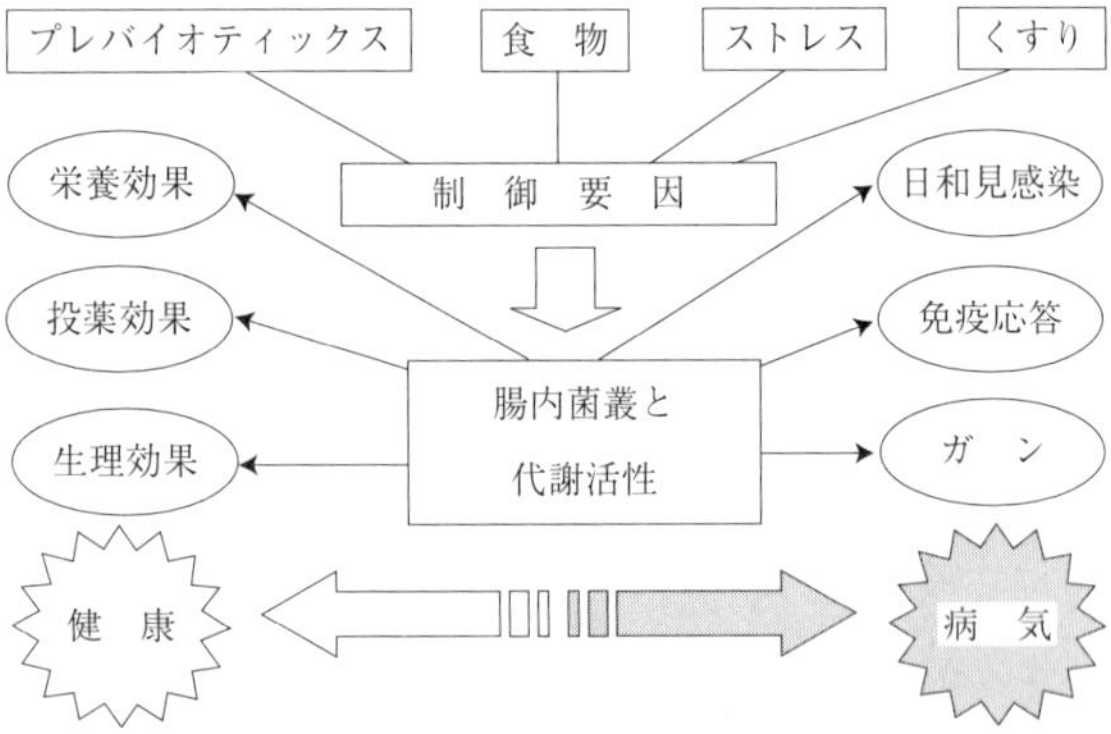

図 1.12　腸内細菌と保健

善し、また身体の免疫力を高めてくれたり、ビタミンを合成して供給してくれたり、さらにはアレルギー症状を軽減する働きもしてくれています。

一方、有害菌は腐敗菌とも呼ばれ、私たちが摂取したタンパク質を分解して悪臭を放ち、身体にとって有害なアンモニア、アミン、インドール、硫化水素、フェノールといった物質を生産します。このような有害物質を慢性的に腸内に貯め続けると、ガンや肝臓疾患を引き起こす原因になります。代表的な有害菌として、バクテロイデス、嫌気性の連鎖球菌、ブドウ球菌、赤痢菌、ウェルシュ菌、病原性大腸菌などがあります。

有益菌が有害菌と戦っておなかの中で優勢でいられることは、図1・12にも示すように私たちの健康を維持するうえで極めて重要であることがおわかりいただけたと思います。

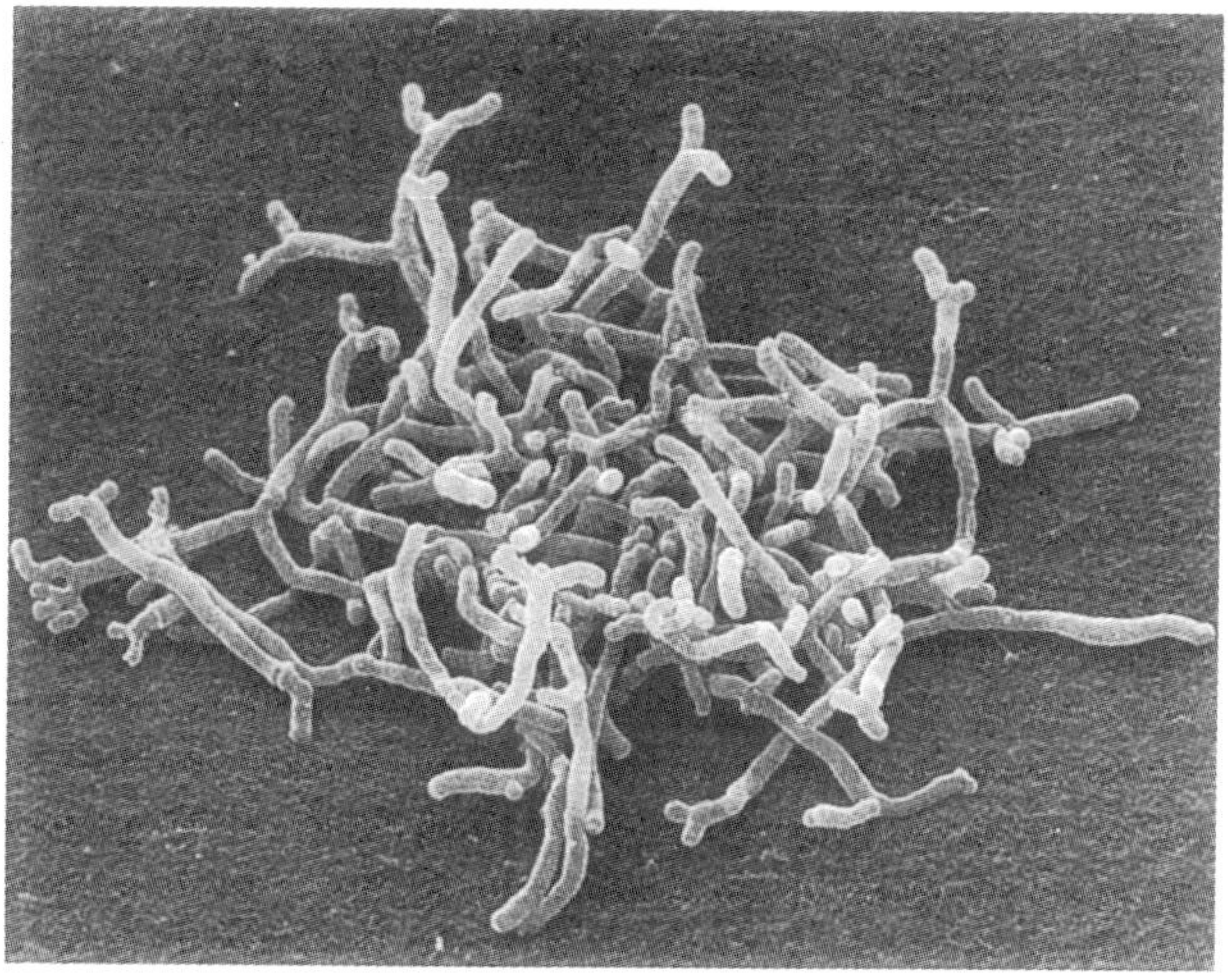

図 1.13　ビフィズス菌

6　有益菌はおなかの中でどんな働きをしているの？

おなかの中の有益菌といわれる代表的な細菌は前項で述べたようにビフィズス菌と乳酸菌です。それではビフィズス菌や乳酸菌はどんな細菌なのでしょうか。さらにもっと詳しく説明します。

＊ ビフィズス菌

多くの細菌は形が球状であったり、桿状《かんじょう》をなしています。ビフィズス菌は本来は桿状のかたちをした細菌ですが、状況によってかたちを変え、ちょうどローマ字のVやYの字に似たいろいろな形をとるのが特徴です（図1・13）。酸素を嫌うことから、酸素のない腸管が格好の生息場所ということになります。母乳栄養児のお

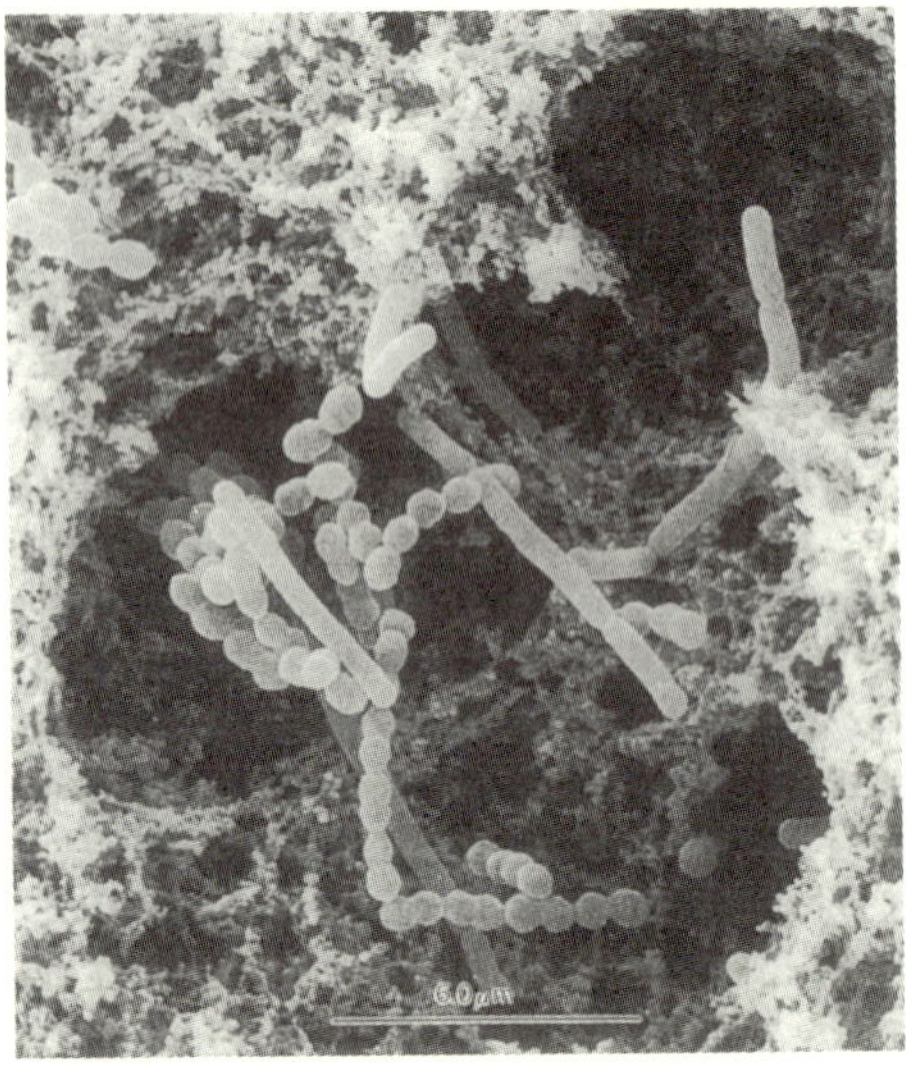

図 1.14　ヨーグルト中の球状や桿状の乳酸菌

なかには人工栄養児に比べてたくさんのビフィズス菌がすみついています。ビフィズス菌にはいくつかの種類があり、代表的なものにビフィドバクテリウム・ビフィダス、ビフィドバクテリウム・ロングムなどがあります。

＊乳酸菌

乳酸菌は文字どおりたくさんの乳酸を生成することから名づけられました。乳酸菌には球状や桿状をした多くの種類（図1・14）がありますが、ブドウ糖（グルコース）から多くの乳酸をつくる点はみな同じです。ビフィズス菌とは違い、少しの酸素があっても増殖できますが、本来は酸素を好まない性質です。私たちのおなかの中にいるだけではなく、ヨーグルトやチーズの製造に使われており、また漬物、味噌などの伝統食品をつくり出し、古くから人間と共に生活してきた細菌であることから、「安全な微生物」というお墨付きをもらっている細菌群です。ビフィズス菌と同様、人間の体温と同じくらいの温度を好み、昔から人間の住む環境によくなじんできました。

さて、ビフィズス菌や乳酸菌のおなかの中での働きは実に偉大です。後でさらに詳しく説明しますが、おなかの中で有害菌が異常に増殖しないように見張り続けるガードマンとしてだけでなく、排便を促しておなかに蓄積している有害物質を排泄へと導く掃除屋でもあるのです。つまり、ビフィズス菌や乳酸菌はおなかの中の有害菌や日和見菌が悪事を働かないように常に見張りを続け、それら細菌の増殖を抑えたり、腸内に蓄積される腐敗物や発ガン性物質などを速やかに排泄させておなかの中をきれいにする働きをしてくれます。そのうえ、身体の免疫力を高めたり、アレルギー症状を軽減させてくれる働きもしています。さらに、ビフィズス菌や乳酸菌はおなかの中でビタミンB_1やB_6といった、人間にとって必要なビタミンをたくさんつくり出してくれるのです。

最近は、インターネットの普及も手伝って多くの情報が地球全体を覆《おお》い、人と人との交流は多様で複雑になってきています。仕事は以前にも増してスピードを要求され、人々の生活が不規則になってきています。その結果、好むと好まざるとにかかわらず私たちは大きなストレスを感じるようになってきました。さらに、大気や水の汚染がすすみ、私たちの生活環境はますます悪化の方向へ向かっていることは誠に残念なことです。また、私たちの身体の正常な働きを撹乱《かくらん》させる様々な環境ホルモンの出現によって、生命が脅《おびや》かされているのではないかとても心配です。

一方、私たちは、食べたいものを季節とは関係なくいつでも何でも好きなだけ食べるということが可能になっています。そのため、多くの人たちのおなかは飽食状態に陥っていることもよく指摘されているところです。さらに、若い年齢層を中心に日本人の食生活が和食から洋食へと変わりつつあり、ご飯を中心とした日本の伝統的食物摂取の機会が以前より少なくなりました。

最近、「生活習慣病（成人病）」という言葉をよく聞くようになりました。この言葉が生まれたことの背景には、日本人における上位死因の変化があります。かつては結核などの感染症が上位を占めていたのですが、虚血性心疾患、脳卒中、ガンなどの、生活習慣の変化によると思われる疾病が死因の上位を占めるようになってきました。現代社会の様々なストレスや環境汚染に加えて、食生活における栄養バランスの崩れが原因で起こる生活習慣病が増加し、大きな社会問題になっていることは皆さんもよくご存知のことと思います。豊かな食生活にもかかわらず、日本人の国民医療費が年ごとに増加していることや、図1・15に示すようにガン発症に対する食物の寄与率が依然として高いことなどは、「食」と「健康」とのかかわりの重要性を物語るものです。

これについては、腸内微生物の観点からこの問題に一つの解答を与えることが可能であるように思われます。つまり、有益な腸内微生物を常に維持することによって多くの生活習慣病の予防が可能であることが、今世界中の科学者たちが次々と実験的に証明してきているからです。それなら、有益な腸内微生物を恒常的に維持させるにはどうしたらよいかということになります。このことに

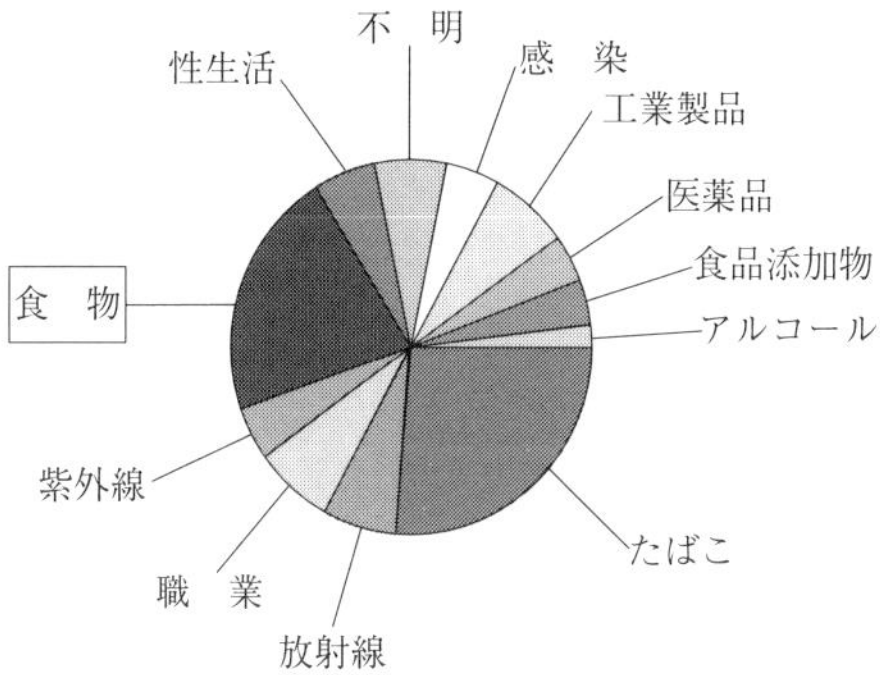

図 1.15　ドールとペトーによるガンの原因に関する疫学調査（1981）

ついては第2章で詳しく述べることにします。

7　発酵と腐敗は同じこと？

ブドウから芳醇な香りを放つブドウ酒ができ、またウシやヤギの乳からは香り豊かなチーズができることを私たちはよく知っています。一方、生の肉や魚を長時間放ったままにしておくと肉や魚はやがて悪臭を放つようになり、とても口にすることができなくなってしまいますが、もし、それらを誤って食べればたちまち下痢や嘔吐を引き起こすこともよく知っています。

微生物の世界には、炭酸ガスだけを使って自分で栄養素をつくり出していける微生物が存在します。このような微生物を独立栄養細菌と呼んでいます。それに対して、自らの生命を維持するために外界から栄養成分を取り込まなければならない微生物を従属栄養細菌と呼び、私たちの生活に密着して生存しています。私たちの身体や身辺にはこの種の微生物にとって栄養になるものが豊富にあります。果物や乳に、また肉や魚に微生物が増殖するのも、そうした微生物が生きていくために必要な、豊富な栄養素が含まれているからです。

従属栄養細菌は外界から取り入れた栄養素をどのように利用していくのでしょうか。従属栄養細菌は、外界から取り入れた栄養素をそのまま自己の菌体成分の合成や生命維持に必要なエネルギーの産生に使うことはできません。そこで、摂り入れた栄養素をまず分解し、その分解物を自己の菌体成分と同じかたちに組み換えるという二段階の過程をふんで利用しています。前者の分解を異化《いか》作用と呼び、後者の組み換えを同化《どうか》作用と呼んでいます。つまり、従属栄養細菌は異化作用と同化作用を繰り返し行いながら、自己の体をつくり、エネルギーを産生して子孫を残しているわけです。このことは人間も同じで、異化作用と同化作用を繰り返し行いつつ生命を維持しているといえます。つまり、異化作用と同化作用の仕組みは基本的な生命の営みのかたちだといえます。

微生物が行うその営みの中で、人間の生活に有用なものが生成される場合、それを発酵という言葉で呼んでいます。例えば、酵母菌がアルコールを生成することをアルコール発酵、乳酸菌が乳酸を生成することを乳酸発酵、酢酸菌が酢酸を生成することを酢酸発酵といいます。人間は微生物が行うそうした発酵現象を利用して、ヨーグルトをつくったり、ビールをつくったりしているわけです。ちなみに乳酸菌による乳酸発酵のしくみを図1・16に示しました。

ホモ型乳酸発酵（EMP 経路）*

グルコース ——→ 乳　酸
　1 モル　　　　　2 モル

ヘテロ型乳酸発酵（HMP 経路）**

グルコース ——→ 乳　酸 ＋ 二酸化炭素 ＋ エタノール
　1 モル　　　　　1 モル　　　2 モル　　　　1 モル

ヘテロ型乳酸発酵（ビフィズム経路）***

グルコース ——→ 乳　酸 ＋ 酢　酸
　2 モル　　　　　2 モル　　3 モル

＊ EMP 経路：グルコースから乳酸が生成する発酵経路の 1 つ。「エムデン-マイヤーホフ経路」の略で、グルコースの一般的な発酵経路で「解糖」ともいいます。グルコースからフルクトース-1,6-二リン酸の生成を特徴とします。

＊＊ HMP 経路：グルコースから乳酸が生成する発酵経路の 1 つ。「ヘキソースリン酸経路」の略で、「ペントースリン酸経路」ともいいます。6-ホスホグルコン酸が脱炭酸されて五単糖リン酸が生成するのが特徴です。

＊＊＊ビフィズム経路：ビフィズス菌は EMP 経路も HMP 経路ももたず、独自のグルコース代謝経路を有しており、2 分子のグルコースから 3 分子の酢酸と 2 分子の乳酸を生成します。つまり、グルコースからフルクトース-6-リン酸が生成し、これが開裂してアセチルリン酸とエリトロース-4-リン酸になります。さらにこれらの中間生成物は開裂を続けて、最終的に酢酸と乳酸を生成します。

図 1.16　ホモ型乳酸発酵およびヘテロ型乳酸発酵

乳酸発酵が乳酸菌によってなされることは、パスツールによって発見されました。この発見がきっかけになって多くの微生物が多様な発酵を行うことが明らかにされてきました。今日ではさまざまな発酵生産物が工業的につくられており、いずれも私たちの生活に潤いと豊かさを与えてくれています。最近では、微生物の遺伝子を操作して、より効率的に発酵生産物をつくり出す技術や手法が考案され、安くて質の良い発酵生産物が私たちの手に入るようになってきています。わが国におけるこの方面の技術水準は極めて高く、世界のトップクラスに達しています。

一方、従属栄養細菌が人間にとって都合の悪い成分をつくり出すことを腐敗と呼んでいます。腐敗の特徴は、食品からいやなにおいやネトネト物質が生じることです。微生物にとってみれば、食品の品質を単に変化させているだけで、人間にとってそれが有用なものなのか、有害なものなのかを区別しているわけではありません。したがって、微生物の代謝現象としてみた場合、発酵と腐敗は同じことであり、もともと区別することができないものなのです。

しかし知恵のある人間は、食品が変質したものを、それを食べられると感じたときは発酵とし、食べられないと感じたときは腐敗であると定義して使い分け、食品衛生や公衆衛生のルールの基準にしているわけです。微生物側からすると発酵も腐敗も全く同じことで、外界から摂取した栄養成分を菌体内で代謝するシステムを動かしているだけなのです。

なお、混乱を招くかもしれませんが、発酵という言葉はもう一つ重要な意味で使われる場合があります。それは呼吸です。あらゆる生物にとって呼吸は生きるうえで欠かすことのできない生命維持活動における基本中の基本です。呼吸とは酸素を取り込んで炭酸ガスを出すことをいうのだと思われるかもしれませんが、それは呼吸の一つの形態をいっているに過ぎません。実は、呼吸には酸素を必要とする呼吸と酸素を必要としない呼吸があります。酸素を必要としない呼吸の一つに発酵があります。つまり、発酵とはある微生物が無酸素状態の下で生命維持に必要なエネルギーを栄養素から生み出していく呼吸の一つとして説明されます。

8 「温故知新」、食品を腐敗させないための知恵

食品が腐る現象について昔の人は一つ一つの事象から食べてよいものと、食べてはいけないものを経験的に区別し、また、どうすれば腐敗しにくくなるかについての知恵を積み重ねてきました。例えば、もともと腐敗しやすい牛乳の場合、低温で保管したり、乾燥させて粉ミルクにしたり、加熱処理を行ったり、有用微生物により発酵させてpHを下げたり（酸性にする）、様々な方法によって長期間保存する技術を確立してきました。また、野菜や生肉、魚に塩を加えて保存する方法や羊羹《ようかん》のように砂糖をたくさん使うということも優れた保存法であるといえます。

このように、微生物の存在に全く気づいていなかった古い時代にあっても、今から考えれば理に適った微生物制御法を編み出し、食品を腐敗させないような技術を確立してきた昔の人たちの知恵には感心するばかりです。

最近、このような昔からの知恵と技術を再考し、食品の製造と保存に生かそうとする考え方が尊ばれるようになってきました。それは安全で安心できる食品こそ本来あるべき姿であり、好ましい

ことであると消費者やメーカーが気づいたからだと思います。

近年ますます食品の流通が盛んになり、その範囲が拡大するにつれて、広域流通の条件下にあっても品質が低下せず、かつ安全で安心できる食品の供給が強く求められてきています。安全と安心をどのように保証するかということは、食品の生産・製造にとって死活問題といっても過言ではありません。さらに最近は食生活の質的向上に伴って、できるだけ素材の特徴を生かした自然に近い食品を求める傾向も強まってきました。そのため、過度の加熱を避けるとか、化学的に合成された保存料をできるだけ用いたくないとする価値観が生まれるようになりました。「温故知新」ともいうべき新しい概念としてバイオプリザベーションという言葉が使われるようになったのもそうした理由からです。

バイオプリザベーションとは、「人々が長年にわたり食品として何ら有害作用もなしに食べてきた植物・動物あるいは微生物起源のバイオプリザバティブ（抗菌性物質）を効果的に活用しようとする保存法」であると説明される概念です。ここでいうバイオプリザバティブとは有害細菌の増殖を阻止する性質をもった物質のことで、生物由来の天然の物質を意味しています。現在では多くの天然の抗菌物質が知られており、例えば、香辛料に含まれるある成分や乳酸菌の生産するバイオプリザバティブなど、実用化されているものも数多くあります。乳製品、肉製品、水産製品、漬物類さらには伝統的な発酵食品などは本来的にバイオプリザベーションの概念に当てはまる食品です。

表 1.1　微生物起源のバイオプリザバティブ

有機酸	乳酸、酢酸、ギ酸、プロピオン酸
アルコール	エタノール
ケトン	ジアチセル
アルデヒド	アセトアルデヒド
抗菌性タンパク質	バクテリオシン
その他の物質	ロイテリン
乳酸菌菌体細胞	酵素系による過酸化水素生産など

それらに共通して存在し、かつ多様のバイオプリザバティブを生産しているのが乳酸菌です。バイオプリザバティブとは「植物・動物および微生物に対し抗菌作用をもち、何らの有害作用をもたらすことなく長期間人間が食べてきたものに含まれる化合物」という意味で使われます。表1・1に乳酸菌の生産するバイオプリザバティブを示しました。

まず、表1・1に示されているバイオプリザバティブのうち主なものについて説明します。

＊　バクテリオシンとは乳酸菌などの細菌が生産する抗菌作用をもつタンパク質のことで、加熱してもその効力を失わないものが多くあります。乳酸菌やビフィズス菌の生産するバクテリオシンとして現在数多くのものが見出されており、広く食品保存などに使用されています（表1・2）。

＊　有機酸とは乳酸、酢酸、ギ酸、プロピオン酸といった酸性を示す化合物で、その大部分がカルボキシル基（-COOH）と呼ばれる化学構造をもっているのが特徴です。

＊　過酸化水素は強い殺菌効果を発揮すると同時に、水素と酸素に分解

表 1.2　乳酸菌、ビフィズス菌が産生するバクテリオシン（岡田）

名　称	性　質	抗菌性の範囲
Lactococcus lactis subsp. *lactis* の作るバクテリオシン		
Nisin	トリプシン抵抗性	広くグラム陽性細菌
幾つかの nisin 様	トリプシン抵抗性	広くグラム陽性細菌
Dricin	トリプシン感受性	狭い、近縁細菌
Lactostrepcin	トリプシン感受性	中庸、グラム陽性細菌
Lactococcin	不　明	グラム陽性細菌
Lactococcus lactis subsp. *cremoris* の作るバクテリオシン		
Diplococcin	トリプシン感受性	狭い、近縁細菌
Lactostrepcin	プロテアーゼ感受性	
Lactococcus lactis subsp. *lactis* var. *diacetylactis* の作るバクテリオシン		
Bacteriocin S 50	トリプシン感受性	狭い、近縁細菌
Streptococcus thermophilus の作るバクテリオシン		
無　名	ペプシン抵抗性	広い、グラム陰性陽性両細菌
Leuconostoc mesenteroides subsp. *mesenteroides* の作るバクテリオシン		
Leuconocin Lcm 1	トリプシン感受性	中庸、グラム陽性細菌
Mesenteroicin 5	プロテアーゼ感受性	中庸
Leuconostoc gelidum の作るバクテリオシン		
無　名	プロテアーゼ感受性	中庸、グラム陽性細菌
Leuconostoc spp. の作るバクテリオシン		
無　名	トリプシン感受性	広い、グラム陰性陽性両細菌
Pediococcus acidilactici の作るバクテリオシン		
Pediocin AcH	トリプシン感受性	広い、グラム陽性細菌
Pediocin PA 1	キモトリプシン感受性	広い、グラム陽性細菌
Pediococcus pentosaceus の作るバクテリオシン		
Pediocin A	プロテアーゼ感受性	広い、グラム陽性細菌
Lactobacillus acidophilus の作るバクテリオシン		
Lactocin B	プロテイナーゼ K 感受性	中庸、グラム陽性細菌
Lactocin F	トリプシン感受性	中庸、グラム陽性細菌
Acidophilucin A	トリプシン感受性	狭い、近縁細菌
Lactobacillus plantarum の作るバクテリオシン		
Plantacis B	トリプシン感受性	中庸、グラム陽性細菌
Plantaricin A	プロテアーゼ感受性	中庸、グラム陽性細菌
Lactobacillus delbrueckii subsp. *lactis* の作るバクテリオシン		
Lacticin	トリプシン感受性	狭い、菌株による

（表1.2つづき）

名　　称	性　　質	抗菌性の範囲
Lactobacillus helveticus の作るバクテリオシン		
Lactocin 27	トリプシン感受性	狭い、近縁細菌
Helveticin J	トリプシン感受性	狭い、近縁細菌
Caseicin 80	トリプシン感受性、熱に不安定	狭い、近縁細菌
Lactobacillus brevis の作るバクテリオシン		
Brevicin 37	トリプシン感受性	狭い、近縁細菌
Lactobacillus fermentum の作るバクテリオシン		
無　名	トリプシン感受性	狭い、近縁細菌
Lactobacillus sake の作るバクテリオシン		
Sakacin A	トリプシン感受性	中庸、グラム陽性細菌
Lactocin S	トリプシン感受性	中庸、グラム陽性細菌
Lactobacillus gasseri の作るバクテリオシン		
Gassericin	トリプシン感受性	中庸、グラム陽性細菌
Lactobacillus viridescens の作るバクテリオシン		
無　名	トリプシン感受性	広い、グラム陰性陽性両細菌
Bifidobacterium bifidum の作るバクテリオシン		
Bifidin	不　明	中庸、グラム陰性陽性両細菌
Bifidobacterium spp. の作るバクテリオシン		
無　名	不　明	広い、グラム陽性細菌
Propionibacterium thoenii の作るバクテリオシン		
Propionicin PLG-1	トリプシン感受性、熱に不安定	広い、グラム陰性陽性両細菌酵母、カビ
Propionibacterium jensenii の作るバクテリオシン		
Jenseniin G	不　明	狭い、近縁細菌
Carnobacterium piscicola の作るバクテリオシン		
無　名	トリプシン感受性	広い、グラム陽性細菌
Enterococcus faecium の作るバクテリオシン		
無　名	不　明	中庸、グラム陽性細菌

しますので、安全性の高い殺菌剤として広く利用されています。

乳酸発酵に代表されるバイオプリザベーションの基本は非加熱殺菌で有害微生物の増殖を制御しようとするものです。したがって、加熱が困難な、あるいは加熱できない食品に利用できるというメリットをもっています。しかし、ここで留意しなければならないことは、伝統的な方法にのみに依存したやり方で乳酸菌による乳酸発酵を安易に行わせるだけでは、多様になりつつある食品の製造や加工食品の保存形態に対応できなくなる場合があることです。そのために、目的に適った乳酸菌を選んだり、バイオテクノロジー技術を駆使して、目的に適った乳酸菌を育種するということが研究されています。一例をあげると、正常な保存流通条件として五〜一〇℃の低温が定められている食品で、もし、その温度域を超える高い温度でその食品が取り扱われるというアクシデントがあったとしても、その品質を保証するために条件温度外で働く乳酸菌を見出すことによって対処しようとすることなどです。

第2章　乳酸菌とプロバイオティックス

1　プロバイオティックスは健康の鍵を握る

日本人の生活水準が向上するにつれて、食生活が多様化し、食品に対する考え方も変わってきました。かつて食料が不足していた時代には、栄養補給という一次機能が何より重要でしたが、次第に味覚や嗜好を満たすという二次機能が要求されるようになり、さらに飽食の時代といわれる昨今は、食品を通じて生活習慣病（成人病）や老化を予防したいという三次機能が求められるようになりました。そしてその三次機能をもつ「機能性食品」（Functional Foods）という言葉が日本で生まれ、今では世界でも広く使われるようになっています。

プロバイオティックスとは、一九八八年、イギリスの微生物生態学者、フラー博士によって「腸内細菌叢（フローラ）を改善することによって宿主に有益な作用をもたらす経口摂取可能な生きた微生物である」と定義されました。しかし、これ以前にも、ノーベル賞を受賞したメチニコフが

「ヨーグルト不老長寿説」を唱えており（第3章1節に詳述）、プロバイオティックスについての漠然とした考え方自体は昔からありました。そして現在では、フラー博士によってその定義が確立され、またヨーロッパ機能性食品科学プロジェクト（FUFOSE: Functional Food Science in Europe）という欧州連合協調活動プロジェクトが「プロバイオティックスはもっと健康への寄与が強調されるべきで、消化管以外の身体の部分、例えば膣などへの塗布も含めることができるのではないか」との提案がなされ、プロバイオティックスのもつ機能的意味を広げてよいとしています。

さて、プロバイオティックスには抗変異原性、腫瘍抑制作用、血中コレステロール低減作用、血圧低下作用、病原菌に対する拮抗作用、腸管内有害物質の低減作用といった腸内環境改善作用などが期待され、さまざまな研究が今世界中でなされています。これらの効果をもつプロバイオティックスを添加したヨーグルトはプロバイオティックスヨーグルトと呼ばれ、機能性食品に分類されています。ここで注意したいのは、少しでも健康増進の効果があればどんな菌でもよいというわけではなく、次の七つの条件を満たしていなければなりません。

その条件とは、①安全性が十分に保証されていること、②もともと腸内細菌叢の一員であること、③胃液・胆汁などの酸に耐えて腸内に到達できること、④腸内に付着し、増殖できること、⑤人間に対し明らかに有用効果を発揮すること、⑥食品などの形態で有効な菌数が維持できること、⑦安価で容易に取り扱えること、の七つです。

これらの中で特に重視されているのが、安全性と腸管粘膜への付着能力です。乳酸菌やビフィズス菌の多くがプロバイオティックスとして求められている条件をほぼ満たしていることから、乳糖不耐症、便秘改善、急性下痢、食物アレルギー、クローン病（末端回腸炎）、リウマチ関節炎、骨盤放射線治療への対応など、臨床的に広く用いられています（第3章9節に詳述）。

一方、プレバイオティックスという言葉もプロバイオティックスと共に広く流布しています。一九九五年、ギブソンとロバーフロイドによってプレバイオティックスは「腸内にすみ着いている有用菌だけの増殖を促進したり、あるいはそれら有用菌の活性を高めることによって宿主の健康に有利に作用する難消化性の食品成分」と定義されました。つまり、プロバイオティックスの餌になる栄養物質がプレバイオティックスです。ガラクトオリゴ糖やフラクトオリゴ糖、大豆オリゴ糖、一部の食物繊維などがこれにあたります。

また、プロバイオティックスとプレバイオティックスを一緒にしてシンバイオティックスと呼ぶこともあります。後述するように、人体におけるプロバイオティックスの真の役割はプレバイオティックスを不在にしては論じられないとする観点からシンバイオティックスという言葉が生まれたのです。

図2・1は消化管内の環境に対して特に影響を与える四つの要因を図示したものです。つまり、①消化管の状態、②胃や腸の分泌液、③腸内に生息する腸内細菌叢、④摂取する食物を表していま

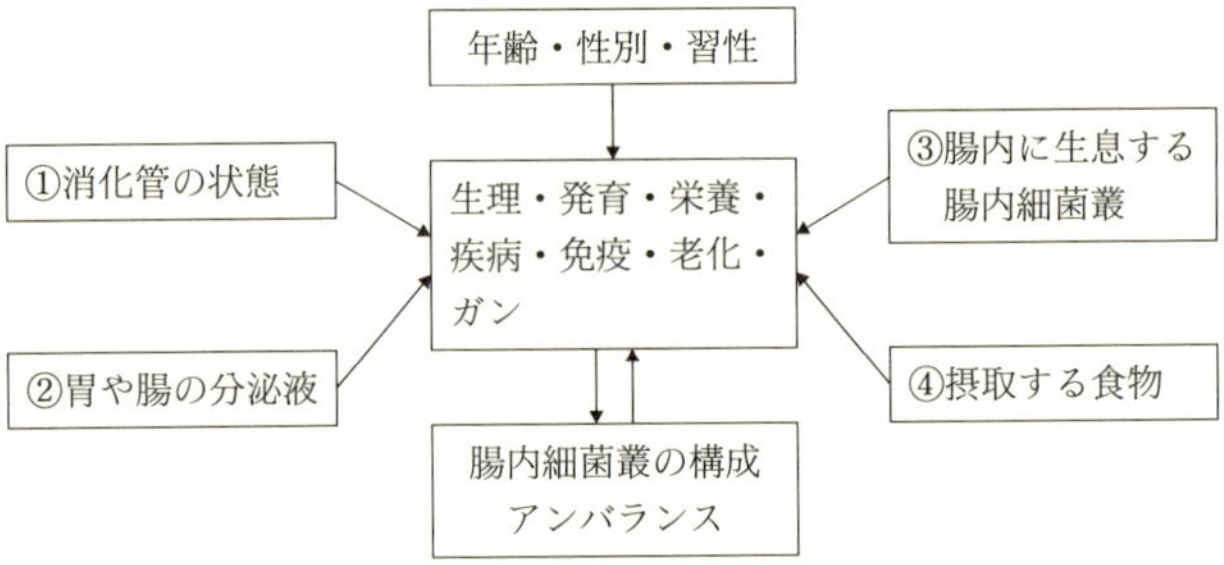

図 2.1　腸内細菌の変動要因

す。これらの条件のうち一つでも異変が起これば、腸内細菌叢のバランスは崩れ、宿主の健康状態に影響を与える恐れが出てきます。

①の、「消化管の状態」については、口から始まり、食道、胃、十二指腸、小腸、大腸におけるそれぞれの運動性やその上皮の状態が関係します。運動性、主に蠕動《ぜんどう》は食物が消化管内をどんどん通過するためには必要不可欠です。また、上皮、特に小腸と大腸の上皮は、栄養分や水分を吸収するうえで極めて重要です。

②の、「胃や腸の分泌液」は多くの消化酵素を含み、食べたものを消化して吸収しやすいかたちに変えるために必要不可欠なものです。その中で、胃酸、胆汁酸は腸内細菌叢の活動をある程度抑制するため、プロバイオティックスには耐酸性が求められます。生きて腸までたどり着くことが重要だからです。

③の、「腸内に生息する腸内細菌叢」は、乳酸菌やビフィズス菌といった有益菌だけではなく、大腸菌やウェルシュ菌などの有害菌も含むもので、両者のバランスが腸内微生物の生態に大きな影響を与えます。

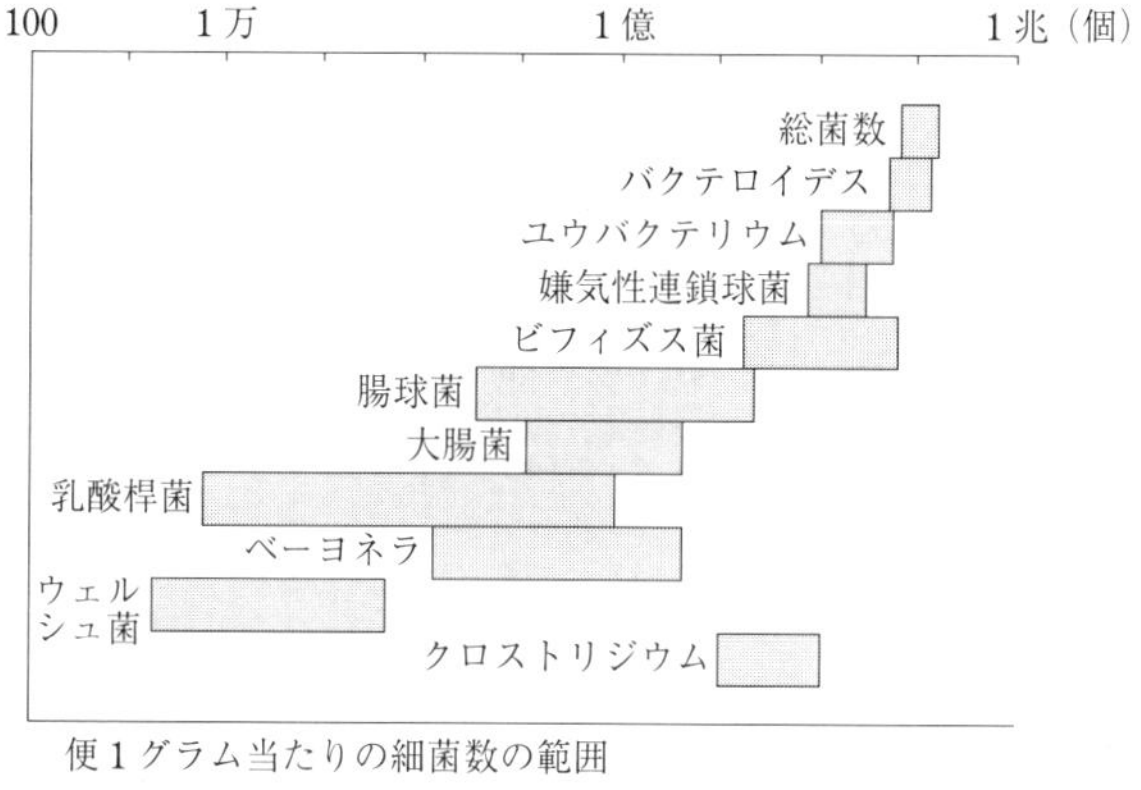

図 2.2　成人の便の細菌叢（光岡）

④の「摂取する食物」で注目されるものとして、プレバイオティックスとなりうる種々のオリゴ糖や食物繊維の含まれる食品があげられます。

2　プレバイオティックスはプロバイオティックスの餌？

図2・2は成人の便中の主な菌種と菌数の範囲を示したものです。腸では分解された栄養分や水分の九五％が吸収されるわけですが、その分解や吸収を手助けしているのが腸内細菌です。この中で最も重要な細菌は桿状の乳酸菌であるラクトバチルス属とビフィドバクテリウム属、つまりビフィズス菌です。

ビフィズス菌は生後間もない赤ちゃんの腸内細菌叢の九〇％以上を占めるようになります。離乳期を過ぎ、大人と同じような食事を摂るようになると、やがて、バクテロイデスやクロストリジウム、ユウバクテリウム、大腸菌などの嫌気性菌が優勢になり、成人型の菌叢に変わっていきます。ビフィズス菌の数はこの頃になるとだいぶ減りますが、それでも優勢を保っていて、幼児から成人まで健康な腸内細菌叢が保たれることになります。ただ、前にも触れたように、壮年期を過ぎて老年期に入るとビフィズス菌は減少し、人によっては全く見られなくなることもあるようです。

繰り返し述べますが、母乳で育った赤ちゃんの便にはビフィズス菌が特に多く、腸内のpHは弱酸性です。一方、人工乳で育った赤ちゃんの便中の菌叢にはビフィズス菌は少なく、そのかわりにもっと多種類の菌種が見られます。また、離乳食を摂りはじめた赤ちゃんの便中にはバクテロイデスやクロストリジウム、ユウバクテリウム、大腸菌などの嫌気性菌の増加が確認されています。ちなみに、母乳には栄養成分だけでなく、赤ちゃんの疾病予防にとって欠かせない非栄養素も含まれています。例えば、分泌型の免疫グロブリンであるIgAをはじめとする感染防御物質や、ラクトフェリンなどの抗菌物質、そしてプレバイオティックスとして重要なミルクオリゴ糖などです。

主なプレバイオティックスを表2・1に示しました。先にプレバイオティックスの定義について述べましたが、その中で「一部の食物繊維」としたのは、食物繊維のうち、不溶性食物繊維はプレバイオティックスとしての機能が期待できないため、利用できるのは水溶性の食物繊維だけだからです。水溶性の食物繊維が腸内細菌叢により発酵したとき、生成されるカロリーは二キロカロリー

表 2.1　主なプレバイオティックス（奥）

1. ショ糖をベースにしたオリゴ糖	
＊・フラクトオリゴ糖（別名ネオシュガー、難消化性） 1-ケストース、ニストース、フラクトフラノシルニストースの混合物	(30～60)
＊・ガラクトシルスクロース（別名乳果オリゴ糖ラクトスクロース、難消化性）	(35～65)
・カップリングシュガー（消化性） グリコシルスクロース、マルトシルスクロース、単糖等の混合物	(50～60)
＊・テアンデロース（難消化性）	(ca.50)
・パラチノース（ショ糖の構造異性体、消化性）	(37～45)
・トレハロース（ショ糖の構造異性体、消化性）	(ca.50)
2. 乳糖をベースにしたオリゴ糖	
＊・4′ ガラクトオリゴ糖（難消化性）	(20～40)
＊・6′ ガラクトオリゴ糖（難消化性）	(20～40)
＊・ラクチュロース（乳糖を異性化したもの、難消化性）	(60～70)
3. デンプンその他の多糖を原料にしたオリゴ糖	
・イソマルオリゴ糖（消化性） イソマルトトリオース、パノース、イソマルトース、マルトース等の混合物	(ca.50)
＊・ゲンチオオリゴ糖（甘味はなく苦みをもっている、難消化性） β-グルコビオース、β-グルコトリオースの混合物	
・トレハロース（消化性）	(ca.50)
＊・キシロオリゴ糖（難消化性）	
＊・大豆オリゴ糖（機能成分は難消化性） フフィノース、スタキオース、ショ糖、単糖の混合物	(ca.70)
4. 糖アルコール	
＊・マルチトール（難消化性）	(80～95)
＊・ラクチトール（難消化性）	(30～40)
＊・パラチニット（別名イソマルト、難消化性） イソマルチトールとグルコシルマンニトールの等量混合物	(45～55)
＊・ソルビトール（六炭糖アルコール、難吸収性）	(50～60)
＊・キシリトール（五炭糖アルコール、難吸収性）	(ca.100)
・エリスリトール（四炭糖アルコール、易吸収・非代謝性）	(75～85)

右側（　）の数値はショ糖に対する甘味度（%）を示す。
＊は難消化性のもの。

／グラム程度といわれています。不溶性食物繊維は腸内細菌により利用はされないものの、排便を促進するので結果的に腸内細菌叢が改善されます。しかし、その働きはオリゴ糖や水溶性食物繊維とは明らかに異なっており、不溶性食物繊維のエネルギーはゼロとして取り扱われます。なお、食物繊維の多い食品には穀類、イモ類、豆類、きのこ、海藻、野菜、果物などがあります。

腸内細菌叢の多くは糖類発酵を行います。そのため餌であるプレバイオティックスは主に糖をさしているといっても過言ではありません。その代表的なフラクトオリゴ糖はビフィズス菌や乳酸菌の成長を促進します。フラクトオリゴ糖はショ糖をベースにしたオリゴ糖で、少し甘味をもっています。チョウセンアザミ、タマネギ、ニンニク、ニラなどにも含まれています。表2・1に示したように、フラクトオリゴ糖のほかに大豆オリゴ糖、キシロオリゴ糖は難消化性ですが、これらは腸内細菌叢を介して分解されます。ラクチュロースはプレバイオティックスとしては初めて医薬品に用いられた乳糖ベースのオリゴ糖です。肝性脳症の患者にラクチュロースを摂取させると、腐敗菌によるアンモニア産生が減少するために肝臓の解毒負担が軽減され、肝機能低下による症状の改善を図ることができます。また、便量が増えることもわかっています（図2・3）。

近年開発された難消化性オリゴ糖はいずれもラクチュロースと同様の機能性を備えていますが、医薬品よりも食品に多く利用されています。表2・1で示したほかにも、ショ糖ベースのガラクトシルスクロース、テアンデロース、乳糖ベースのガラクトオリゴ糖、デンプン、その他多糖ベース

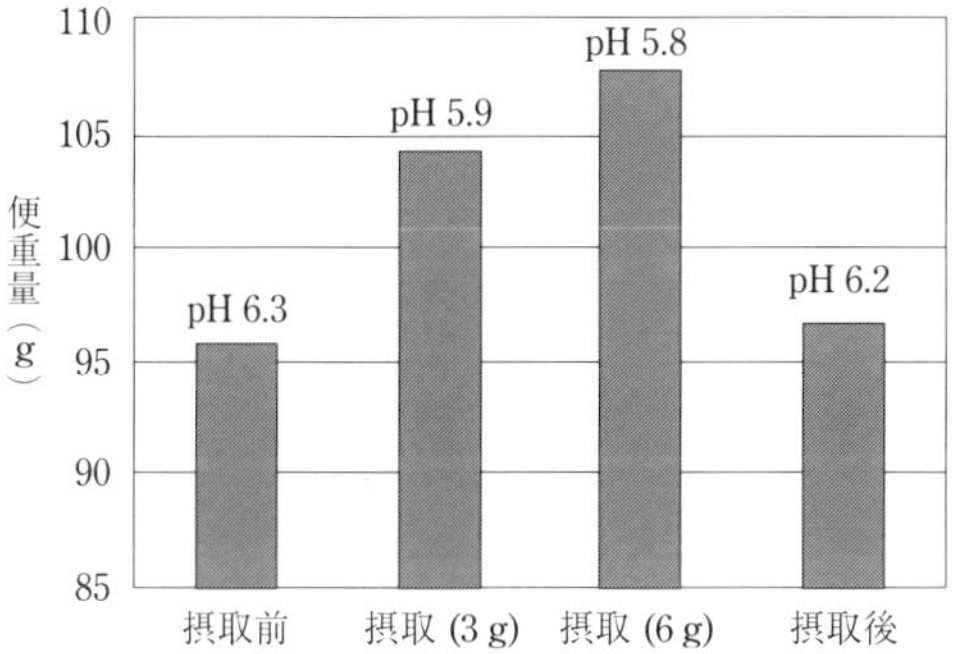

図 2.3　ラクチュロース摂取による便の重量とpH の変化（光岡）

で苦味を持っているゲンチオオリゴ糖、糖アルコールのマルチトール、ラクチトール、パラチニット（これらは難消化性）、ソルビトール、キシリトール（難吸収性）などがあり、医薬品や食品への開発が進められています。これらの難消化性のオリゴ糖や糖アルコールは、消化酵素によって消化されることがないので容易に腸まで届き、腸内細菌叢によって利用されます。この時フラクトオリゴ糖は、ビフィズス菌などによって短鎖脂肪酸になります。この短鎖脂肪酸が大量に発酵生産された際、腸内は酸性に傾きます。酸に強いビフィズス菌や乳酸菌などは平気ですが、酸に弱いクロストリジウムなどの腐敗菌は成長が抑制され、結果的に有益菌が増殖して有害菌が減少することになります。また、短鎖脂肪酸である酪酸は便の量を増加させることもわかっています。

３　シンバイオティックスが目指すもの

私たち人間に食物の好き嫌いがあるように、菌にも餌の好みがあります。プロバイオティックスの腸管内での円滑な増殖にはその餌になるプレバイオティックスが大切な要素であり、この両者の関係を総合的に考えていこうというのがシンバイオティックスの考え方です。

例えば、ビフィズス菌はビタミンB群の生産菌であり、その餌としてはオリゴフラクトースとイヌリンがよいとされます。あるプロバイオティックスに対し適正なプレバイオティックスを選ぶことにより、便性や便秘の改善をはじめ、生体にとって好ましい様々な影響が効果的にもたらされます。好ましい影響の例としては、ミネラルの腸管吸収促進効果や、コレステロール代謝改善作用、消化管機能維持作用などがあげられます。

難消化性オリゴ糖は腸内細菌によって発酵させられるとエネルギーが約半分になるので砂糖の代わりに用いればエネルギー摂取抑制が期待されます。しかしながら、難消化性オリゴ糖の摂取で注意しなければならないことがあります。それは、一度に大量摂取すると浸透圧の関係から下痢を招くことです。これは未消化の乳糖が大腸に移行し、大腸内浸透圧を高めて下痢を引き起こす乳糖不耐症と同じメカニズムによると考えられています。ただ、下痢の誘発はオリゴ糖の消化性、糖組成、構造、摂取の仕方、その時の健康状態などの条件によって変わります。また、下痢を誘発しな

表 2.2　主なプロバイオティックス

属　名	種　名	主要な株	主な保健効果
Lactobacillus	*acidophilus*	La5	下痢症状の軽減
	casei	Shirota	免疫力の賦活化、抗ウイルス作用
	johnsonii	La1	ワクチン作用
	plantarum	299v	LDL-コレステロールの低減化作用
	rhamnosus	GG	ウイルス性下痢の症状緩和、免疫力の賦活化
	salivarius	UCC118	腸炎の緩和
Bifidobacterium	*breve*		腸炎の緩和
	lactis	Bb12	免疫力の賦活化、抗ウイルス作用

いような摂取の方法もあるので、それらの条件を考慮して摂取するとよいでしょう。

表2・2に示したプロバイオティックスのいずれも、1節で述べた七つの条件をクリアしています。特に、フクトバチルス・カゼイやラクトバチルス・アシドフィラス、ビフィズス菌の中のビフィドバクテリウム・ビフィダム、ビフィドバクテリウム・ブレーベーなどはプロバイオティックスを代表する菌種です。

この他にも保健効果が確認されたにもかかわらず、耐酸性がないなどの理由でプロバイオティックスたりえない菌種も存在しています。

プロバイオティックスとプレバイオティックスの両者を総合的に考えるうえで重要なのは、それらを食品に添加した際に、その保健効果がどれほど発揮されるか、実際の生活のなかでどれほどの役割を期待できるかということだと思います。菌自体に保健効果があっても、その菌に胃酸や胆汁酸に対する耐性があるかどうかなど、先に述べた七つの条件を満たしていなければ結局役にはたたないであろうし、食品の輸送方法や賞味期限、店舗での陳列の条件などを考慮し、どんな食品にどのタイミングでどのくらいの量を添加するかといった、製造上の問題も考えなければなりません。それに加えて添加する菌同士の相性や相互作用についての考察も必要です。また、同じ菌種でも菌株によって個体差があり、機能が大きく違うことが明らかにされていて、一つの菌種や菌株についての定まった議論がしにくいことも問題点だと思います。

このように、健康に寄与するプロバイオティックスとプレバイオティックスについてはさまざまな研究がなされてきたものの、両者を統合したシンバイオティックスの観点に立ってのさらなる研究が必要です。同時にそのことが機能性食品としての新たな価値の発見につながる可能性があるわけです。

プロバイオティックスや、プレバイオティックスについての詳しい研究はかなりなされてきてはいますが、ヨーグルトの長い歴史から見れば、まだまだ始まったばかりといっても過言ではありません。現在では保健効果についての種々の報告がありますが、逆に、乳酸菌を過剰に摂取した場合に生体にはどのような悪影響が起こるのかについての検証も今後は必要になってきます。

幸い、現在のところビフィズス菌や乳酸菌の保健効果についての研究成果はヒトの健康上プラスになることを明らかにしたものがほとんどです。しかし、そのことはマイナスの面が全くないのだといっているのではないことを心しておく必要があると思います。「ビフィズス菌や乳酸菌はいいことだらけである」と、安易に決めつけてしまうのではなく、適正な摂取の仕方を追求していくことがシンバイオティックスの研究に課された方向でもあります。真のシンバイオティックス確立のために、今世界中の研究者たちは努力し続けています。

4　プロバイオティックスの効果・効能

抗生物質の発見は二十世紀における最大の偉業の一つです。一九二九年にフレミングがペニシリンを発見してノーベル賞を受賞したことはあまりにも有名です。また、一九四三年にはワックスマンによってストレプトマイシンが発見され、彼は抗生物質を「微生物によって産生される化学物質で、低濃度で細菌その他の微生物を殺したり、発育阻害を起こす活性を有するもの」と定義しました。その後、「主として微生物が産生し、ウイルスを含む微生物その他の細胞の発育を阻害する物質」と定義が変更され、抗生物質に対する解釈が拡大されました。

現在発見されている抗生物質の数は約三五〇〇種類で、医薬品のほかに、農薬、飼料添加剤、食品保存用防腐剤などいろいろな分野で用いられています。抗生物質がどれだけの人の命を救ったか、また農業、畜産業、水産業の分野でどれだけの貢献をしてきたかについては計り知れない大きなものがあります。まさに二十世紀は抗生物質によって人間が繁栄できた時代であったといっても過言ではありません。

しかし一方において抗生物質の乱用によって耐性菌出現の新たな問題が生じ、抗生物質のみにしがみつくことの怖さを私たちは知るようになりました。臨床現場では、消化器系の細菌性疾患に抗生物質を制限して使用しなければならない事態となっており、それを補うものとしてプロバイオティックスが必要視されてきています。抗生物質が生物に対して攻撃的であるのに対し、プロバイオティックスは共生的であることがその最大の理由です。抗生物質とプロバイオティックスの併用によって抗生物質使用による耐性菌出現の恐れを軽減することが可能であり、二十一世紀はプロバイオティックスと抗生物質の併用によって腸内細菌叢に活力を与え、その恵みを頂く時代といえそうです。このような言い方ができるのもプロバイオティックスが人体や動物に対して数多くの効果・効能を発揮する科学的根拠があるからです。

その二、三の例を紹介しましょう。プロバイオティックスであるビフィドバクテリウム・シュードロングムを下痢症のイヌに投与すると、糞中のビフィズス菌の菌数が増加して腸内細菌叢の発酵が促進され、下痢症が改善されたことが明らかになっています。また、暑熱ストレス下のニワトリに二種混合のビフィズス菌を与えると、腸内細菌叢が活発になり、ストレスに負けないこともわかっています。

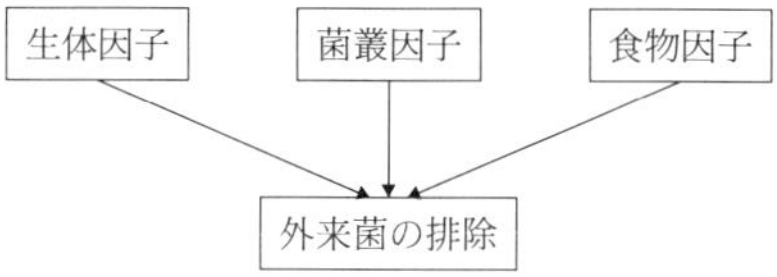

図 2.4　外来菌排除因子

また、優れたプロバイオティックスとして知られるラクトバチルスGG株をヒトに投与したときも腸内細菌叢が活発になったことも明らかにされています。しかし、今紹介した実験例に共通する現象は、供試菌の投与を中止すると、それぞれの効果・効能が観察されなくなることです。このことは腸内の先住微生物がいかに安定な細菌叢を確立しているかを物語っています。つまり、いくら良い役割を果たすからといっても私たちの身体は後から入ってきた細菌には簡単に市民権を与えず、一過性の細菌として片付けてしまうケースが多いのです。その要因としては、私たちの身体（生体因子）や摂取する食物（食物因子）、それに腸内細菌叢（菌叢因子）が外来菌の排除に加勢することがあげられます（図2・4）。

消化管に入ったプロバイオティックスは生体因子である胃酸、胆汁酸、抗体、酵素などによって強い抵抗に遭遇し、これらの因子に抵抗性をもたないものは駆除されてしまいます。逆にいうと、そうした妨害因子に抵抗力を発揮できる菌種が良いプロバイオティックスといえることにもなります。

また食物因子とは、食物由来の細胞増殖阻害物質のことであり、例えば脂肪酸などはその典型です。脂肪酸はグラム陽性の細菌に対して抑制的な性質をもっています。ビフィズス菌や乳酸菌はすべてグラム陽性菌です。グラム陽性菌とは、ドイツの科学者クリスチャン・グラムが一八八〇年に考案した染色法で、細胞を染めたとき、紫色に染まる微生物のことをいいます。ちなみに、グラム陰性菌は赤色に染まります。陽性菌と陰性菌の違いは細胞壁の構造の違いによるものです。グラム陽性菌であるプロバイオティックスが脂肪酸の攻撃に弱いということは、多量の脂肪酸を含む食物を摂取することを習慣にしている人の腸は、プロバイオティックスにとってすみ付きにくいところといってよいでしょう。

菌叢因子とは、外来菌に対して腸内細菌叢が排他的に働くことをいいます。なぜならば、先住の腸内細菌叢といえども常に激しい栄養の争奪や縄張り争いが絶えないわけで、その中にあって新参者はよほど大群で襲わない限り劣勢になるのが一般的な自然の掟であるからです。さらに、ヒューラの実験（一九七三）から明らかになったことですが、体内に侵入した細菌が腸管にすみ付くには、腸管壁に付着できるある種のタンパク質ならびに糖質を生産する能力をもっている必要があり、それが良いプロバイオティックスの条件であることがわかってきました。

以上述べてきたように、プロバイオティックスから良い効果・効能を引き出すには毎日根気よくプロバイオティックスの摂取を欠かさないことが最良の策と思われます。具体的にはヨーグルトをはじめとする発酵乳製品の日常的摂取です。そうした努力によって、長期的には健康で長寿の人生を享受できる確率を高くし、短期的には便秘や下痢を改善して、すっきりとした健康感を自覚できる日々を過ごすことが可能になるわけです。

歴史的にみれば、腸内細菌叢の是非を巡って性善説と性悪説とがありました。今日、腸内細菌の役割がかなり判明し、先住のビフィズス菌や乳酸菌はもちろんのこと、プロバイオティックスの効果・効能がかなりわかってきました。それらのことから、腸内細菌叢を良い状態に保つかどうかが私たちの健康や寿命を大きく左右するということがわかったのです。

第3章　ヨーグルトの健康への貢献

1　発酵乳の歴史

ヨーグルトに代表される発酵乳には実に古い歴史があります。紀元前五〇〇〇～六〇〇〇年頃、東地中海地域を中心にウシ、ヒツジそれにウマなどの動物の家畜化が始まり、民族間の交流が盛んになるにしたがって世界の各地でそれらの動物が家畜として飼育されるようになりました。同時にそれら家畜の乳が飲用されるようになりましたが、当時は殺菌するという知恵はなかったので、搾られた乳はそのまま飲用されたと思われます。また、搾乳した乳や飲み残しの乳をそのまま放置することも頻繁であったと思われます。たまたまそうした状態の乳に非病原性の微生物が混入し、それが優勢的に増殖したのが発酵乳の誕生であるとする見方が定説になっています。

モンゴルの英雄チンギス・ハン（一一六二～一二二七）は、出陣のとき日光にさらした馬乳や牛乳を若干の水と共に皮袋に入れて行軍したと伝えられており、その頃すでに、袋の中で乳が発酵して発酵乳ができるということは知られていたようです。いずれにしても、乳と非病原性微生物がそれぞれの地域の気候や風土の中で偶然に出会い、さまざまな発酵乳が世界各地で生まれていきました。また民族間の交流によって、それぞれの地域で生まれた発酵乳が各地に伝えられていきました。

ヨーグルトも歴史的には一地域で生まれた発酵乳に過ぎません。当時飲用されていた発酵乳は今日私たちが飲用しているような、風味や成分が整えられたヨーグルトなどとは違い、単に乳に乳酸菌を主叢とした微生物が増殖しただけの素朴なもので、酸乳とか凝乳《ぎょうにゅう》とか呼ばれるものであったと想像されます。

紀元前数千年より人々によって発酵乳が食されていたことの史実は、聖書、仏典などからも窺《うかが》い知ることができます。『旧約聖書』の「創世記」には、三人の旅人をもてなすためにアブラハムが行った善行について「(アブラハムは) 牛のいるところに走って行き、肉の柔らかく良さそうな仔牛を選んで若い者に渡し、急いで料理させた。そしてアブラハムは凝乳と料理した仔牛を持って彼らの前に供え、食事の間彼らに給仕した」と記されています。

また、仏典である『大般涅槃経《だいはつねはんきょう》』には「牛乳から酪《らく》ができる如く、酪から生酥《せいそ》、生酥から蘇《そ》、蘇から熟蘇《じゅくそ》、熟蘇から醍醐《だいご》がそれぞれできる。醍醐は最高なものだ」と書かれています。ここに出てくる「酪」、「生酥」、「蘇」、「熟蘇」、「醍醐」の一つ一つがどのような乳製品であったかについては現在典籍をもとに再現実験もなされており、その全容が明らかにされています。つまり、牛乳を天日にさらして乳酸発酵をさせて、酸乳（「酪」）をつくり、それを加熱して浮皮（「生酥」）をすくいとり、その浮皮をさらにゆっくり加熱して「蘇」を得、さらにゆっくりそれを煮詰めていくと牛乳の「精」ともいうべき「醍醐」を最終的に得ることができるのだとお釈迦様はいっているのです。「醍醐味」という言葉もここから生まれたほどですから、それはおいしいものであったに違いありません。

また、ローマ皇帝ヘリオガバルス（エラガバルス）（統治二一八〜二二二）の伝記には酸乳を使った二種類の料理、「オプスラクトラム」と「オキシガラ」の料理法が記されています。「オプスラクトラム」は酸乳、ハチミツ、小麦粉、果実からつくられた料理で、「オキシガラ」は酸乳、野菜、スパイス類を使った料理です。さらに、紀元前三〇〇〇年頃にメソポタミア文明を生みだしたシュメール人が描いた壁画には、搾乳、土器による集乳、乳のろ過、乳製品の製造の様子が描かれています（図3・1）。

ところで、先にも記したように、乳利用が初めて行われたのは東地中海地域であるとの見方は大方の史家の一致するところです。つまり、この地方では紀元前七五〇〇年から五五〇〇年くらいの間に農耕牧畜を基盤とする社会が生まれ、それが小さな村や町となり、やがてメソポタミア文明を開花させた都市国家へと発展していきました。都市国家の成立に伴って各地から多くの民族の食文

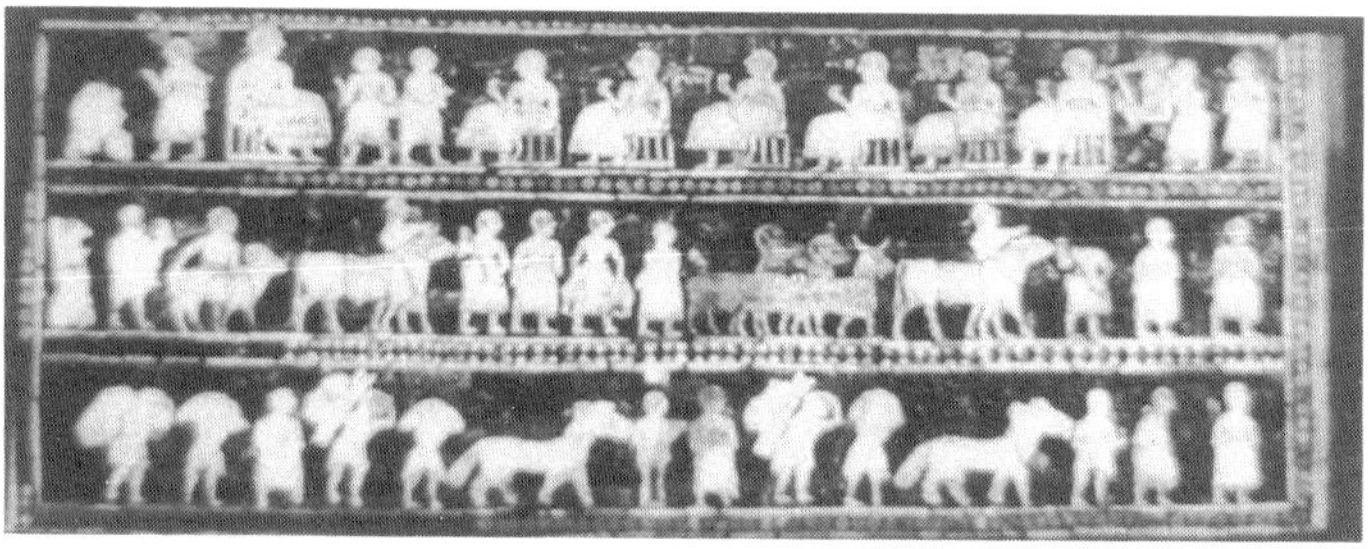

図 3.1　シュメール人が描いた壁画

化が伝えられ、乳利用の技術も東方へ、また西方へと伝播《でんぱ》していきました。特に、発酵乳の広範囲にわたる伝播にはシルクロードが大きな役割を果たしています。

発酵乳を中心とした乳加工技術はシルクロードを経由し、中央アジアおよび内陸の遊牧生活を営む民族、例えば、カリーノ、キルギス、ヤクートといったトルコ民族、ブラジェス、カルムイク、ツビン、タタールといったモンゴル民族、それにタジクといった民族に伝えられ、西アジアからモンゴル、インド、チベット方面へと伝播されていったものと考えられます（図3・2）。

このように世界の各地に伝えられ、定着した発酵乳は、歴史の中で消滅してしまったものもありますが、それぞれの地域の生活様式を取り入れつつ受け継がれて今日に至っています。その中には全世界に広まっていった発酵乳もいくつかあり、その代表的なものがヨーグルトです。

二十世紀の初頭、メチニコフ（一八四五〜一九一六）（図3・3）はブルガリア地方の人たちの長寿を研究し、その食生活に着目しまし

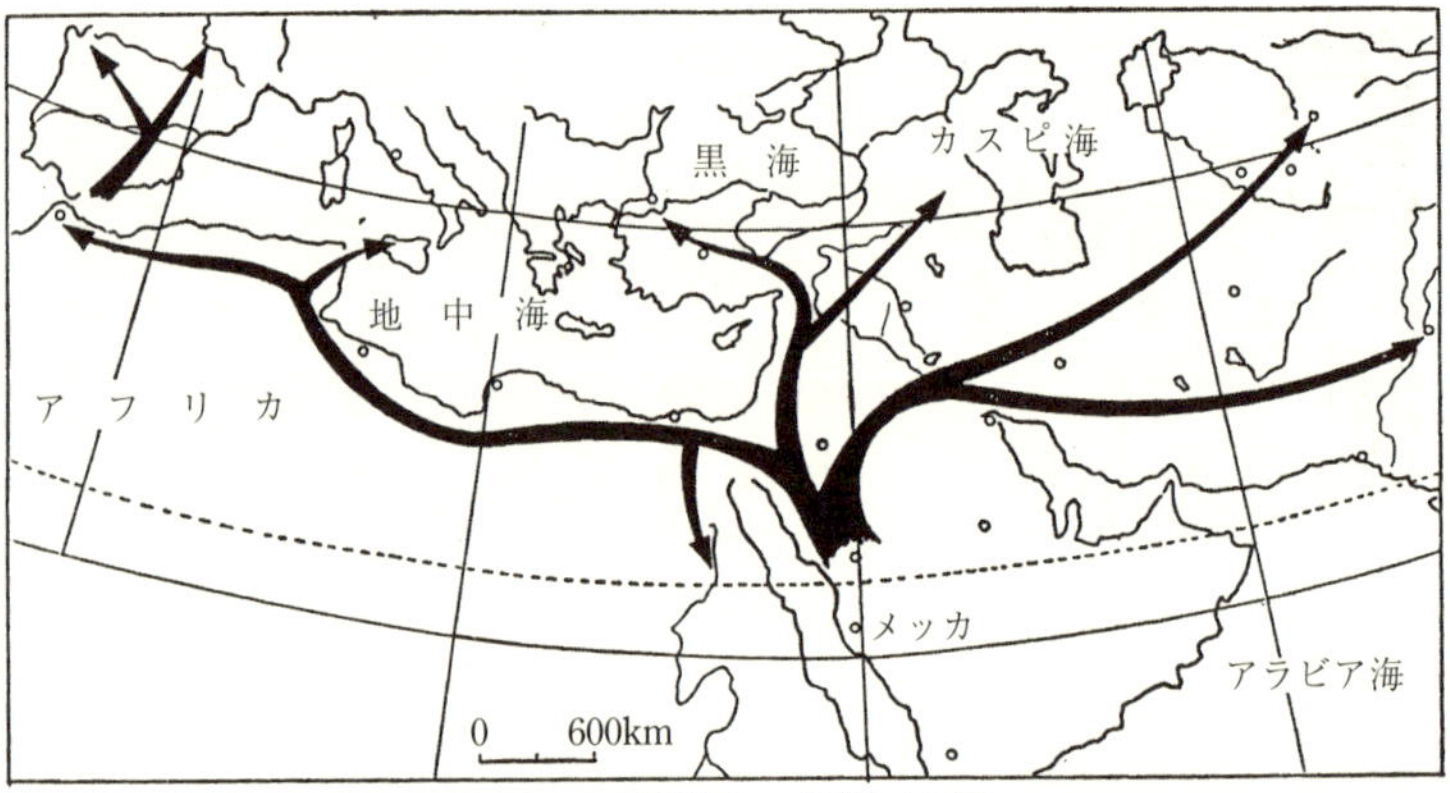

図 3.2　発酵乳の伝播（中尾）

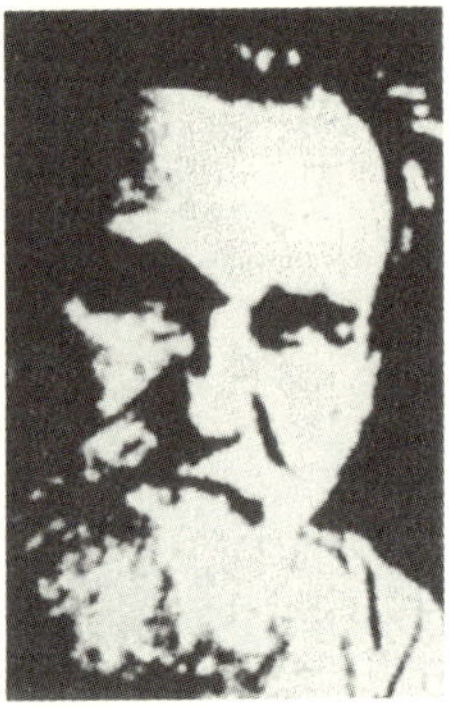

図 3.3　メチニコフ
(1845〜1916)

た。とりわけ、この地方の人たちが常食としているヨーグルト（トラキア語でヨグは「固い」、ルトは「乳」を意味します）は長寿を保つ秘訣ではないかと考えたのでした。つまり、ヨーグルトに含まれる乳酸菌が腸管内の腐敗菌の増殖を抑え、長寿に導くという仮説です。メチニコフはすでにノーベル生理学賞を受けた科学者であったこともあり、彼が唱えた「ヨーグルトによる不老長寿説」は一躍有名になりました。この説はヨーグルトの価値を過大評価したものではありましたが、ヨーグルトが当時のヨーロッパに広がるきっかけをつくったことは事実です。しかし、彼の唱え

表 3.1　発酵乳の保健効果

①乳酸発酵による乳成分の栄養価値の付加
消化性や吸収性の向上
②生きている乳酸菌が発揮する生理的効果
整腸作用、乳糖不耐症予防など
③乳酸菌の菌体や発酵生産物の有する生理的効果
抗変異原性、抗腫瘍性、血中コレステロール低下作用、免疫賦活化作用など

る「不老長寿説」について科学的追究がなされ、その信憑性《しんぴょうせい》が疑われた一時期がありました。しかし幸いにも、その後に多くの科学者による研究から次第にヨーグルトに存在する乳酸菌がヒトの健康に対して優れた効果を発揮していることが明らかにされてきました。

そして、今日、表3・1に示すようにヨーグルトのもつ優れた保健機能は科学的にも明らかにされ、前章のプロバイオティックスとしての役割を果たしている乳酸菌やビフィズス菌はまさに時代の寵児《ちょうじ》になってきました。メチニコフの洞察力はプロバイオティックスの考え方を生み出すきっかけをつくったという点で大したものだと思います。

2　たくさんの種類のヨーグルト

世界中には多種多様の発酵乳が存在します。発酵乳の発酵形態の分類からいえば、乳酸発酵を主体とした酸乳と、アルコール発酵を主体としたアルコール発酵乳に大別されます。それぞれの主叢菌の様態を図3・4に示します。

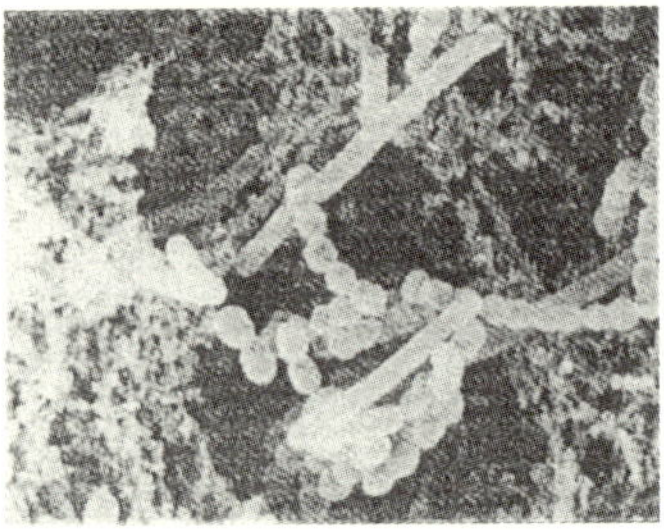

ヨーグルト系（乳酸発酵）

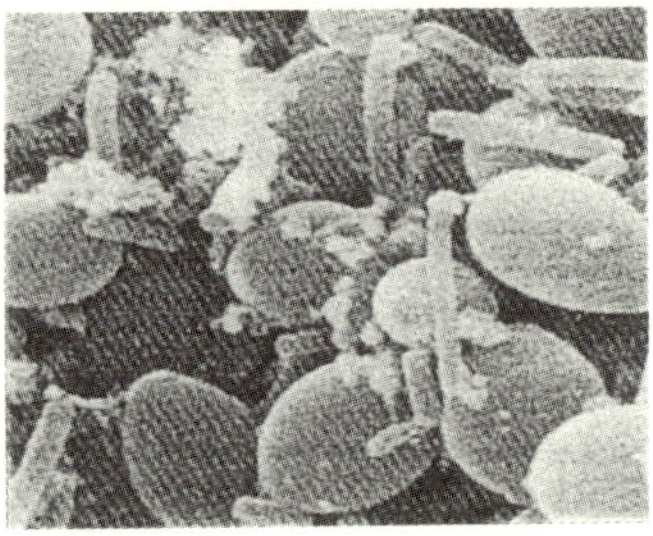

ケフィア系（アルコール発酵）

図 3.4　発酵乳の類別

わが国では厚生労働省が定める「乳等省令」（正式の名称は「乳及び乳製品の成分規格等に関する省令」といい、〔発酵乳〕を〔はっ酵乳〕としています）によって発酵乳の成分と規格が定められており、「はっ酵乳」と「乳酸菌飲料」に分けられています。

「はっ酵乳」は「乳またはこれと同等以上の無脂固形分を含む乳等を乳酸菌または酵母で発酵させ、糊状または液状にしたもの、またはこれらを凍結したもの」となっており、総称的に「ヨーグルト」と呼んで市販されています。

また、「乳酸菌飲料」は「乳等を乳酸菌または酵母で発酵させたものを加工し、または主要原料とした飲料をいう」となっています。

それではヨーグルトと乳酸菌飲料はどのようにしてつくられるのでしょうか。それぞれについて説明します。

（1）**ヨーグルト**

ヨーグルトの一般的な製造フローシートを図3・5に示しまし

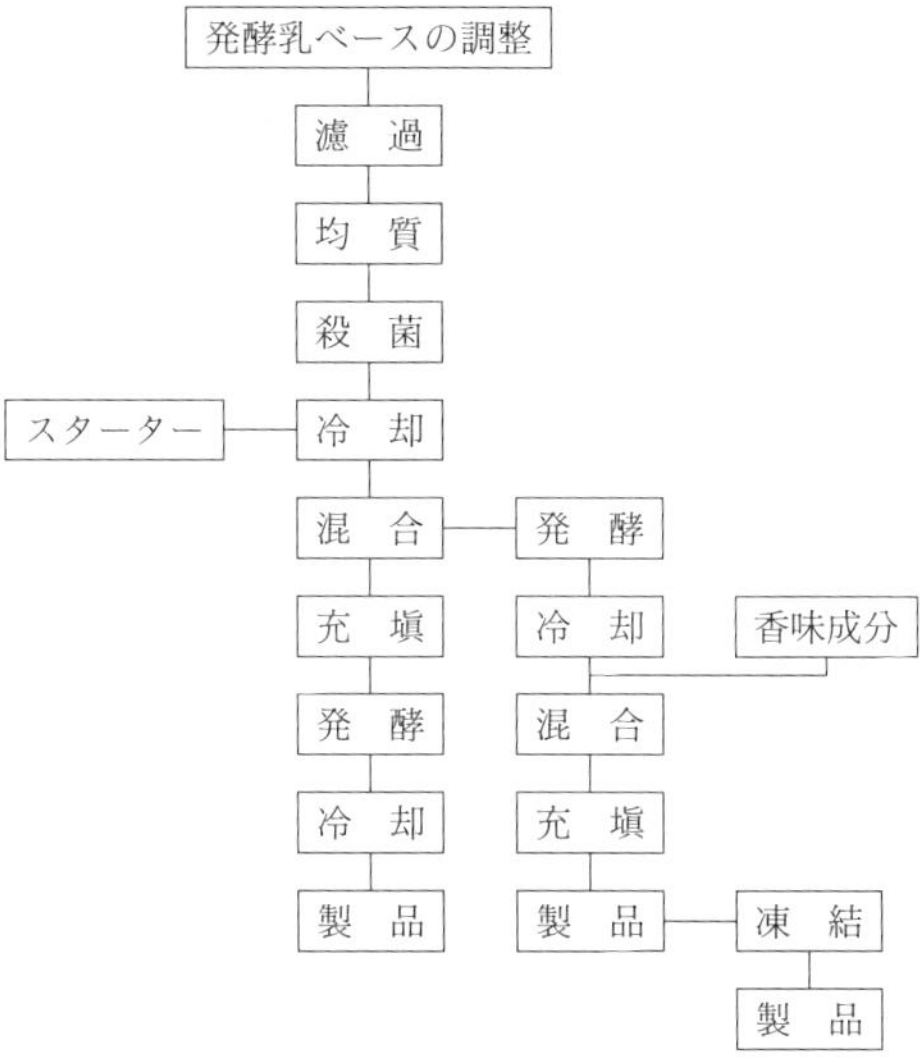

図 3.5　ヨーグルトの製造フローシート

た。また、市販ヨーグルトの種類を図3・6に示しました。原料となる発酵乳ベース（原料乳や糖質などを調合したもの）を容器に入れて発酵させるセットタイプ式と、発酵乳ベースをタンク内で攪拌《かくはん》しつつ発酵させてから容器に充填するタンク発酵タイプ式があります。前者でつくられたヨーグルトにはプレーンヨーグルトやハードヨーグルトがあり、また後者によりつくられたものにはソフトヨーグルトやドリンクヨーグルトがあります。発酵乳ベースとして、還元乳、糖類（砂糖、ブドウ糖など）、安定剤（アルギン酸、ペクチンなど）それに必要に応じて各種果汁が加えられます。通常、スターター（種になる菌）にはブルガリア菌とサーモフィラス菌の二種類を混合した乳酸菌が用いられます。乳酸菌の

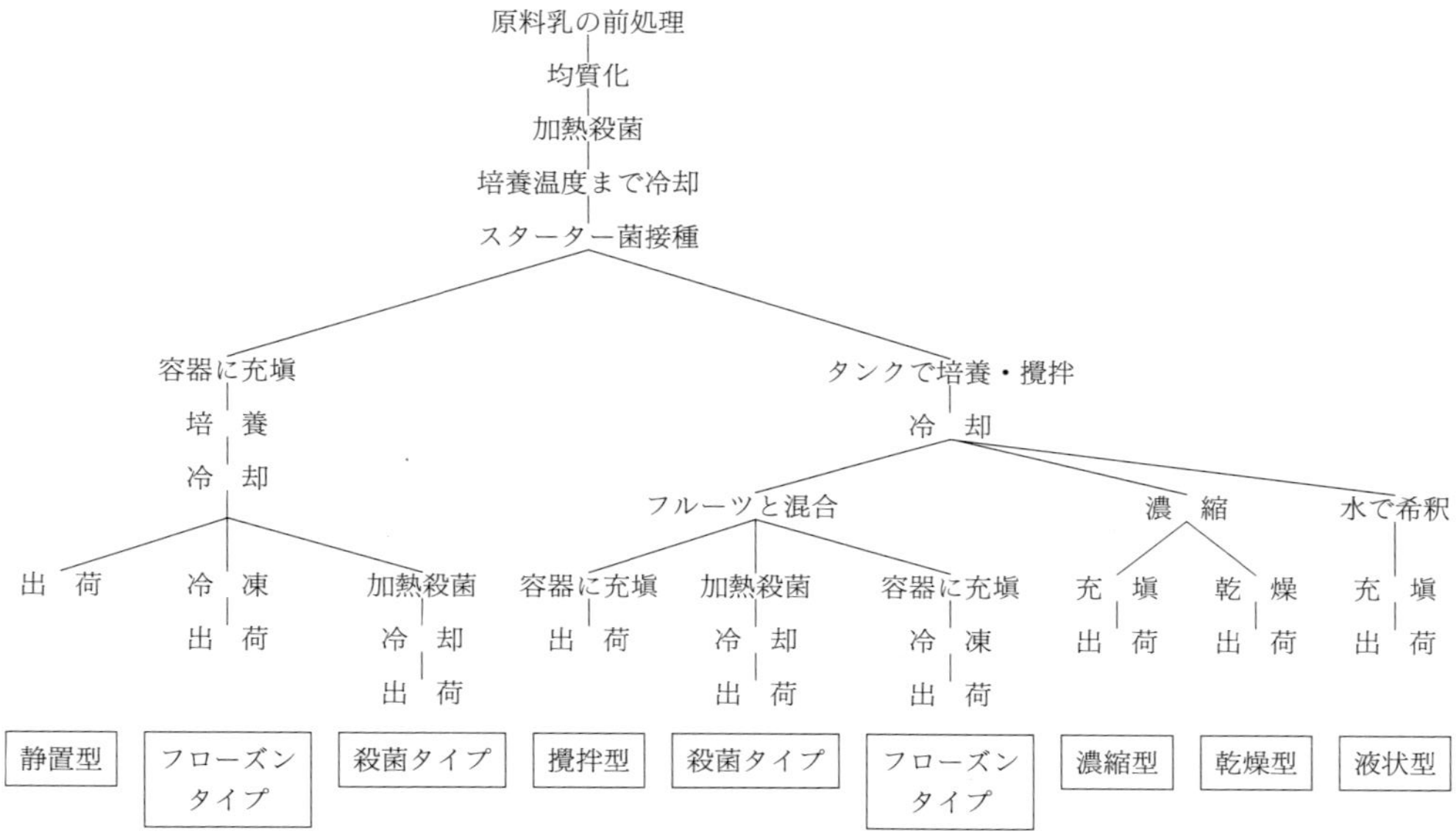
原料乳の前処理
均質化
加熱殺菌
培養温度まで冷却
スターター菌接種
容器に充填
培養
冷却
タンクで培養・攪拌
冷却
フルーツと混合
濃縮
水で希釈
出荷
冷凍
出荷
加熱殺菌
冷却
出荷
容器に充填
出荷
加熱殺菌
冷却
出荷
容器に充填
冷凍
出荷
充填
出荷
乾燥
出荷
充填
出荷
静置型
フローズンタイプ
殺菌タイプ
攪拌型
殺菌タイプ
フローズンタイプ
濃縮型
乾燥型
液状型

図 3.6　市販発酵乳の種類

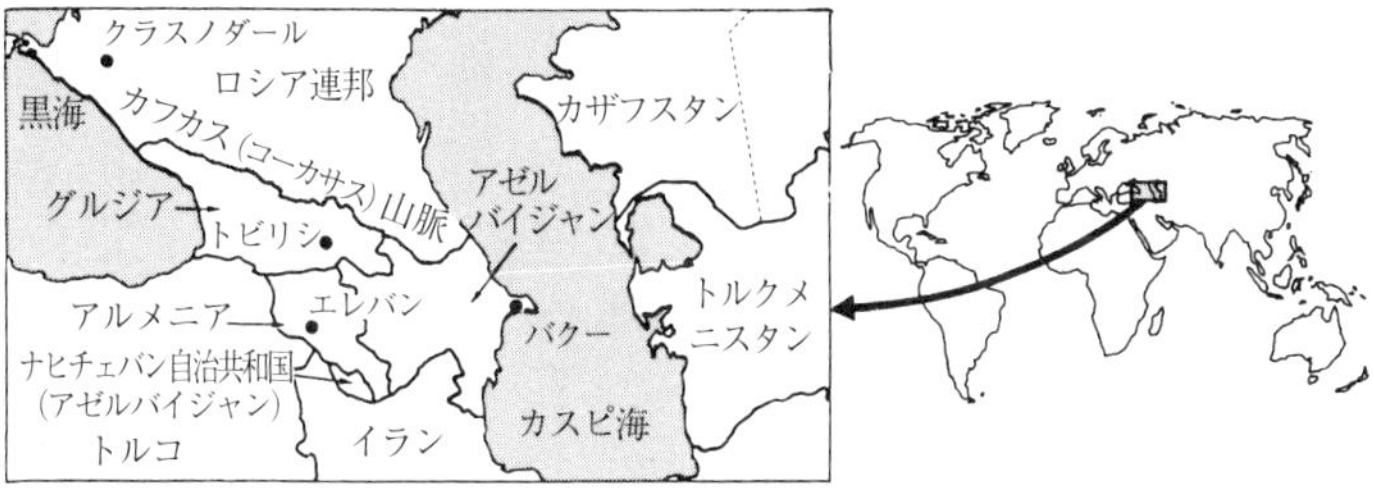

図 3.7　コーカサス地方

ほかにビフィズス菌も単独またはブルガリア菌、サーモフィラス菌と併用し、スターターとして用いられます。

（2）　乳酸菌飲料

a　ケフィア

わが国で製造市販されているわけではありませんが、世界的に有名なアルコール発酵系の乳酸菌飲料としてケフィアがあります。わが国においてもその名がよく知られていますが、ケフィアはコーカサス地方が発祥の地です。コーカサス地方は黒海とカスピ海の間にはさまれた地域（図3・7）でグルジア共和国、アルメニア共和国、アゼルバイジャン共和国などの国々があり、長寿の人たちの多いことでも知られています。ケフィアはこの地域に住む人々によって「神の贈り物」と呼ばれています。

最近、「カスピ海ヨーグルト」という呼び名を聞くことがありますが、これもケフィアの仲間です。ケフィアとはトルコ語の「ケイフ」に由来するともいわれます。「ケイフ」とは「安寧《あんねい》」を意味し、またトルコ語で「陽気」を意味する「ケイフリ」にも因んでいるともいわれます。コーカサス地方は気候が温暖で、野菜、果物、茶葉が豊富で、牛乳、山羊乳、水牛乳を原料とした発酵乳やチーズが常食されています。コーカサス地方の中でも、特に北コーカサス地方に古くから伝わる製法は牛乳、羊乳、山羊乳などに先につくったケフィアやケフィア粒を接種して室温に数日間置くもので、時々無造作に素手でかき混ぜたりしてつくり上げます。素手を入れても腐敗菌に負けないのはケフィアの酸度が一％、アルコール濃度が一％程度であることもありますが、ケフィア粒に含まれる菌叢を構成する微生物がとても強い増殖力をもっているからです。ケフィア粒の菌叢は酵母としてサッカロミセス・フラジリス、乳酸菌としてブルガリア菌やラクチス菌などとなっています。

ケフィアは古来、ロシアを中心に胃腸病、糖尿病、高血圧症、心臓病、アレルギー性疾患などの患者に対する食餌療法に取り入れられており、最近では肥満患者の食餌療法としても活用されています。

b　加糖乳酸菌飲料

脱脂乳を乳酸菌で発酵させ、発酵後カード（タンパク質が凝固したもの）を砕き、砂糖をカードの一・〇～一・五倍量加えて殺菌し、香料を入れ製品とするものをいいます。五～六倍に薄めて飲用するもので、日本では特に夏に、冷たいこの種の飲料が大いに愛飲されています。

c　その他の乳酸菌飲料

乳酸菌やビフィズス菌を脱脂乳で培養したのち液状にし、これに酵母エキス、クロレフ、砂糖、安定剤、香料等を加え、適宜水分を調整して製品としたもので、日本で生まれ、世界的に有名な「ヤクルト®」も乳酸菌飲料の仲間です。

3　免疫って何だろう

ヨーグルトに含まれている乳酸菌やビフィズス菌はヒトの免疫力を高めることが科学的に明らかにされてきています。免疫学は今日の医学の中でもっとも進んだ領域の一つで、多くの疾病は身体の免疫力と密接に関係しています。免疫反応とは、ウイルスや病原細菌といった異物が体内に入ってきたとき、リンパ球や抗体が攻撃をしかけてそれらを排斥する生体反応のことです。その免疫反応が過敏な場合をアレルギー反応といい、外来のウイルスや病原細菌だけではなく自分自身の細胞にも攻撃をしかける異常免疫反応です。

まず免疫反応から説明します。免疫反応は自然免疫系と獲得免疫系とに分けられます。さらに獲得免疫系は細胞免疫と液体免疫に大別されます。

図3・8に示すように、自然免疫系とはマクロファージ、ナチュラルキラー（NK）細胞、好中

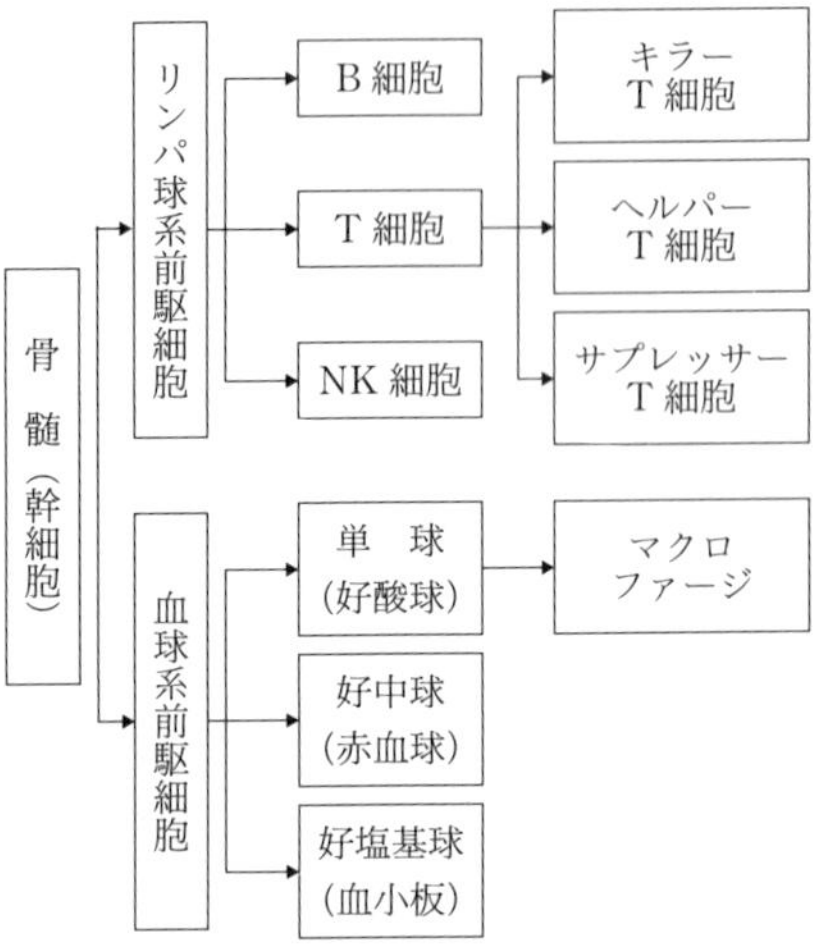

図3.8　自然免疫系

球、ナチュラルキラー（NK）T細胞といった、生まれつき生体に備わっている細胞が異物を攻撃するシステムのことをいいます。

一方、獲得免疫系はT細胞とB細胞の免疫反応上主要な二種類の細胞が関与するシステムです。T細胞の中のヘルパーT細胞（Th）は特殊なアンテナで異物（抗原）を認識すると、自らを活性化し、同時にB細胞をも活性化します。活性化されたB細胞は免疫グロブリン（図3・9）と呼ばれる抗体を産生し、抗原に攻撃をしかけて撃退します。B細胞の一部は記憶細胞として残り、再び同じ抗原が侵入してきたときそれを撃退するために待機します。なお、免疫グロブリンにはIgG、IgM、IgA、IgD、IgEの五種類があります。

IgGは私たちの血液中にもっとも多く存在する免疫グロブリンで、別名ガンマグロブリンともい

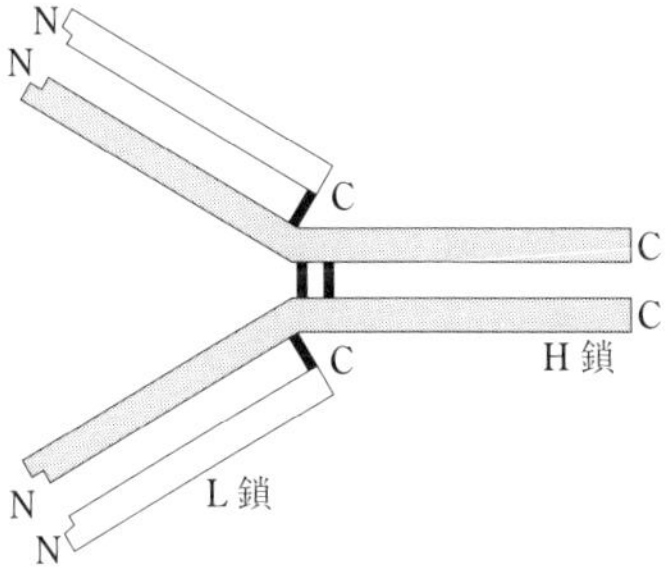

相同な 2 本の H 鎖と、相同な 2 本の L 鎖が S-S 結合で結ばれた構造をとっている。ただし、H 鎖間の S-S 結合の数は免疫グロブリンのクラス、サブクラスによって異なる。H、L 両鎖の N 末端可変領域により抗原結合部位が形成される。N と C は、それぞれ N および C 末端を示す。

図 3.9　免疫グロブリンの基本構造

われています。この抗体は特に赤ちゃんの時期に、病原菌による感染予防に対し大きな力を発揮しています。IgMは赤ちゃんが自分でつくる抗体であり、その機能はIgG産生へと引き継がれていきます。

IgAは病原菌による感染予防に偉大な力を発揮します。IgAには血清IgAと分泌型IgAの一種類がありま す。特に、分泌型IgAは有害菌を排除して私たちの身体を感染症から守るうえで重要で、呼吸器官や消化器官、泌尿器などの粘膜表面で分泌され、病原菌の侵入を防いでいます。

IgDの存在は知られていますが、現在のところ、その詳しい働きは十分解明されていません。

IgEは日本人科学者、石坂公成博士によって発見された免疫グロブリンで、その発見は世界的に偉大な功績です。感染症を予防するうえで重要な働きをしていますが、アレルギーを引き起こす原因抗体としても知られています。

また、Ｔｈ細胞は産生するサイトカインの種類の違いから二種類（Ｔｈ１細胞とＴｈ２細胞）あることがわかっており、図３・８に示したように細胞免疫と液体免疫にそれぞれ深く関与しています。後で説明しますが、Ｔｈ１細胞はアレルギー抑制型、Ｔｈ２はアレルギー促進型であり、両者のバランスがとれていることがアレルギー症状を引き起こさないうえで重要です。サイトカインというのは、免疫細胞が産生するホルモン様生理活性物質で、多くの種類があります。つまり、インターロイキン（ＩＬ）、インターフェロン（ＩＦＮ）、腫瘍壊死因子（ＴＮＦ）などで、ＩＬにはＩＬ１〜ＩＬ23まであります。

一方、ナチュラルキラーＴ細胞（以下、ＮＫＴ細胞）の役割について少し説明したいと思います。ＮＫＴ細胞は殺し屋細胞として知られており、ウイルス退治に大きな働きをします。つまり、ウイルスが侵入してきた場合は貪食《どんしょく》細胞であるマクロファージが攻撃をしかけてウイルスを捕捉しますが、マクロファージだけではどうにもならないときにＮＫＴ細胞が出動してウイルスを退治してしまいます。さらに最近、このＮＫＴ細胞がガン細胞をも破壊してしまうことが明らかにされ、ＮＫＴ細胞に強い関心が集まっています。

ところでＴｈ１細胞とＴｈ２細胞の相対性の中で起こる免疫反応が正常であれば、それらのシステムがうまく働き何ら問題は起こりませんが、免疫反応が過剰に起こったり、うまく反応が起こらなかったりすると、先に記したようなアレルギーのほか、ガン、感染症などの様々な病状を呈することになります。Th1細胞とTh2細胞の両者とも遺伝的要素に加え、日常的な生活環境、食習慣、さらにはストレスなどが強く関与しています。Th1細胞とTh2細胞のバランス、つまりTh1／Th2の比率が個々の人にとって健康でいられるか、病人になってしまうかを決める大きな鍵を握っているといえますが、遺伝的要因と後天的要因によっても支配され、現在のところ明快には説明されていません。

4　アレルギーを予防する乳酸菌

難しい免疫の話をするとアレルギーを起こしてしまうという読者がもしおられたら大変ですので、免疫機構の話はこのくらいにして、私たちのおなかの中での免疫反応に話題を変えたいと思います。

私たち大人の小腸と大腸をあわせた長さは約七メートル、広げるとテニスコート一枚分といわれています。この膨大な腸管壁には免疫担当細胞である末梢リンパ球やパイエル板が存在しており、免疫反応の一大舞台になっています。さらに、腸管には一〇〇兆個もの腸内細菌が生息し、これら免疫担当細胞に強い影響を及ぼしています。腸内細菌のうちとりわけ、乳酸菌やビフィズス菌の免

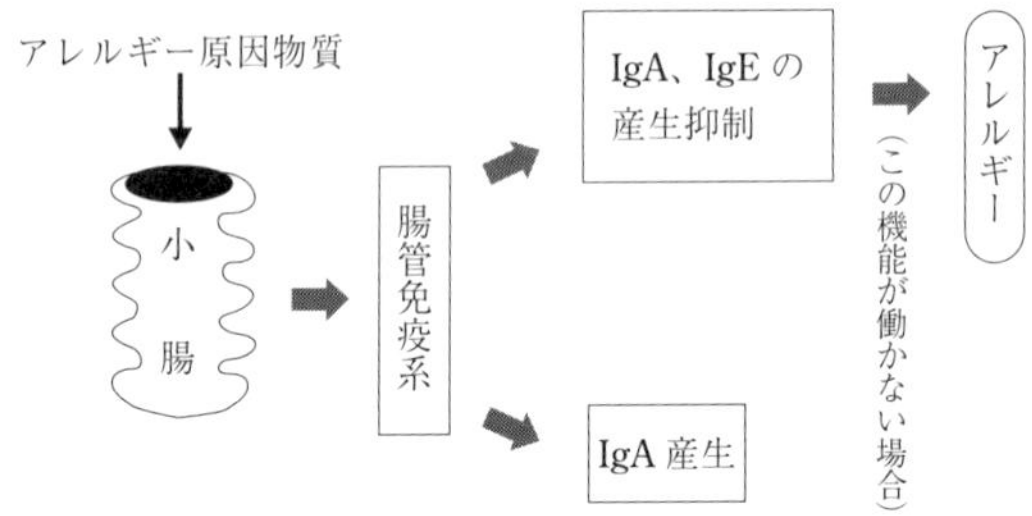

図 3.10　アレルギーの発症メカニズム（上野川）

疫細胞に対する賦《ふ》活《かつ》化作用（活力を与える作用）については多くの研究が報告されており、そうした微生物の働きにより、腸管内の免疫力は良いバランスに保たれています。腸管系免疫細胞は口などから入ってきた非自己物質のうち、食物成分とウイルスや病原菌をきちんと認識し、食物成分のみを受け入れる機能をもっています。この機能の発現には、免疫制御シグナルが働いていて、通常は過敏な反応が起こらないような仕組みが作動していますが、そうした制御が働かなくなるとアレルギーや感染症が起こるわけです（図3・10）。

ところで、乳酸菌やビフィズス菌を摂取することにより、腹膜や肺のマクロファージや白血球の貪食作用が増大することがわかっています。貪食作用とは、細胞が細菌やウイルスといった異物を自らの細胞内に取り入れて殺菌、消化してしまう作用です。また、アシドフィラス菌とビフィズス菌を用いて製造した発酵乳をヒトに投与すると、白血球の貪食活性が増加することがヤクルト中央研究所の研究者らによって報告されています。さらに、乳酸菌投与によりNK細胞（T細胞にもB細胞にも属さない、異常細胞を殺す働きをする細胞）の数が増加す

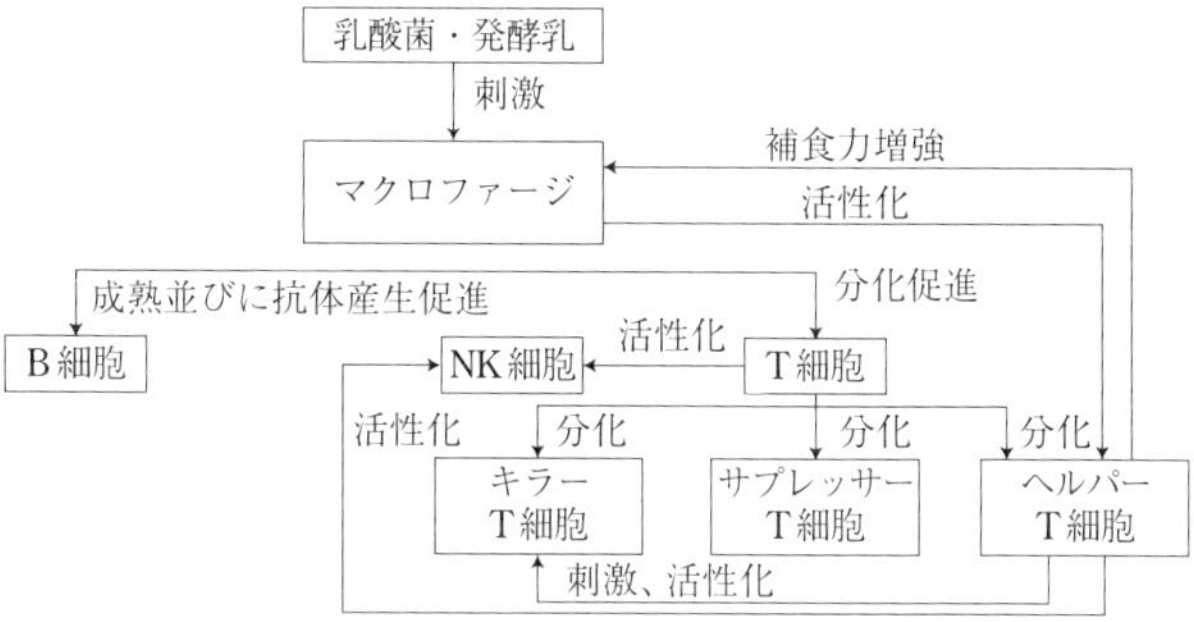

図 3.11　発酵乳の免疫賦活化作用

ることも報告されています。ヒトに乳酸菌を投与したときの免疫賦活化作用を図3・11に示しました。

また、乳酸菌やビフィズス菌がアレルギー症状を和らげる機能を有していることの説明として最近注目されている研究があります。それは、乳酸菌やビフィズス菌が抗アレルギー作用をもっているのは乳酸菌やビフィズス菌がグラム陽性菌であるからだと東京大学の上野川教授が指摘していることです。グラム陽性菌はグラム陰性菌に比べてペプチドグリカン層と呼ばれる層が厚く、また陰性菌はリポ多糖と呼ばれる脂質の層があります。乳酸菌やビフィズス菌などのグラム陽性菌が私たちの体内に入ってくると、Th1と呼ばれるヘルパーT細胞とリンパ球の産生が強く誘導され、反対にグラム陰性菌が体内に入ってくるとTh2の産生が促されるといわれています（図3・12）。Th2の産生が過剰になってTh1／Th2のバランスが崩れたときアレルギー症状が起こることは前にも触れました。

最近の研究で、エストニアとスウェーデンの、アレルギー症状

グラム陽性菌
真　菌
原　虫
ウイルス
Th 1型 タンパク質
DNA
→ Th 1 (γ-IFN、IL-2) → 細胞免疫 ↓ 過　敏 自己免疫疾患

グラム陰性菌
ウイルス
Th 2型 タンパク質
DNA
→ Th 2 (IL-4, 5, 10, 13) → 液体免疫 ↓ 過　敏 I型アレルギー

図 3.12　Th1/Th2 のバランス

をもつ二歳児を対象に腸内細菌叢を調べた結果によると、同年齢の健康な幼児に比べて、乳酸桿菌の数が少なく、大腸菌やブドウ球菌といった有害菌が多かったとする報告がなされています。こうしたことからも乳酸菌の多寡とアレルギーとの関連が示唆されています。したがって、乳酸菌やビフィズス菌はもとより、グラム陽性菌を腸管内に生息させてやることがアレルギー予防のうえで有効であるということになります。

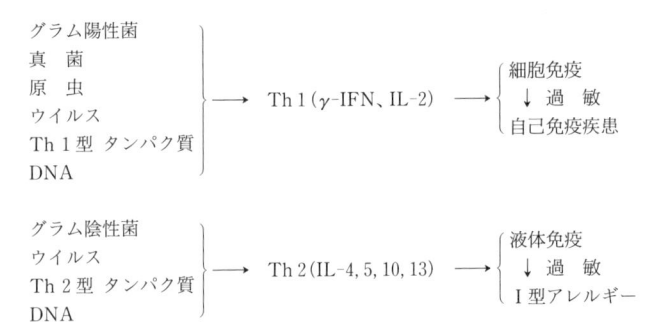

　また、乳酸菌がTh1細胞の増殖を促進させることがアレルギー予防につながっていると理解することも可能ですが、単にそれだけではなく、乳酸菌がTh1/Th2のバランスを良好にさせる働きをもしているのではないかとする指摘もなされています。しかし、このことに関する研究は現在活発に行われている最中であり、今後この分野における科学者たちの研究成果が大いに期待されるところです。また、ガン予防についてもTh1/Th2のバランスの観点から現在活発な研究がなされています。いずれにしてもプロバイオティックスとしての乳酸菌やビフィズス菌の腸管内で

の高い菌数での常在性は極めて重要であることが理解されます。

5　ガン細胞が発生するわけ

私たちの生活の場を取り巻く環境には数多くの化学物質が存在し、それらの中には人体に悪影響を与える有害物質も決して少なくありません。ガンは日本人の死因のトップで、男女とも死因の約三〇％を占めています。

ガン細胞の発生は、私たちの身体を構成しているおよそ五〇〜六〇兆個もの正常細胞のうちの一部が何らかの原因で異常な遺伝子をもった細胞に変わることから始まります。まず、正常細胞が異常遺伝子をもった細胞に変わる突然変異が発生し、身体に備わったいくつもの防御機構を破ってこの突然変異細胞がどんどん増殖していき、一つの異常細胞集団を形成したとき、それを臨床的にガンということになります。

細胞の遺伝子（ＤＮＡ）の突然変異は外部因子の誘発によって起こる場合と、外部因子の誘発なしで起こる場合があります。長い年月の過程で起こる生物の進化は後者の場合が多く、ウイルス、放射線それに化学物質の介在によって変異が起こるのが前者の場合です。生体に侵入したウイルスや食物由来の化学成分、それに腸内細菌が食物成分を分解してつくる化学成分の中には、健康な細胞のＤＮＡを傷つけてしまうものがたくさんあり、それらを変異原性物質（細胞の遺伝子に異常を起こさせる物質）といっています。変異原性物質によって傷をつけられた細胞のＤＮＡはその人が健康ならば、もとどおりに修復されますが、老化や免疫機能が低下している場合は、間違った修復の仕方でもよいから生き残り策をとろうとします。生き残った細胞がガン細胞の発生につながるわけです。

発ガン性物質という言葉をよく聞きますが、変異原性物質とどこが違うのでしょうか。両者はガンを誘発させる点で共通していますが、変異原性物質は細胞を変異させる物質であり、変異細胞全部がガン細胞になるとは限りません。それに対し、発ガン性物質はガン細胞を誘発する性質をもっています。

私たちの身体に発生するガンの大半は化学物質によって引き起こされます。人体を構成する細胞は次の三つに分けられます。すなわち、①たえず分裂、死滅を繰り返している分裂細胞、②胎児のときは分裂してもそれ以降は二度と分裂しない分裂終了細胞、そして、③必要があれば再び分裂・再生を開始する中間細胞です。①の分裂細胞としては、皮膚の基底細胞、胃、腸、それに肺などの上皮細胞、血液幹細胞などがあげられます。②の分裂終了細胞としては脳神経細胞、心筋細胞が、そして③の中間細胞としては肝臓、骨、筋肉などの細胞があげられます。このうち、たえず分裂・増殖を繰り返し、そのうえ、空気や食物などの環境因子に常に接している皮膚、胃、腸、肺、血液

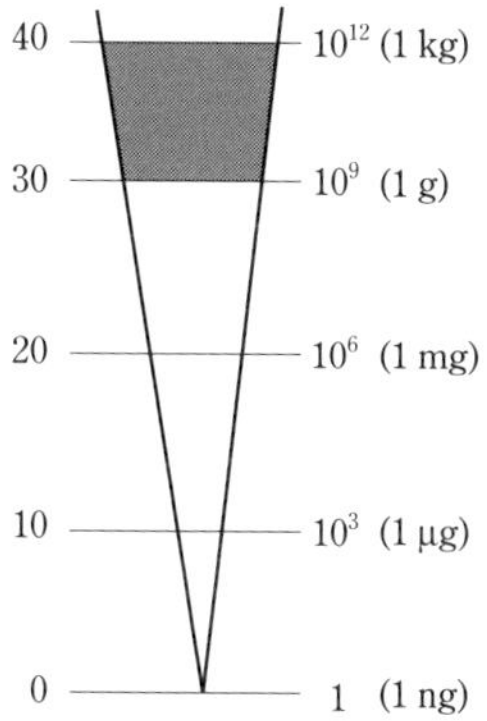

図 3.13　変異細胞からガン細胞に至る細胞世代数

などの分裂細胞は発ガン性物質の影響をもっとも受けやすく、ガン細胞が発生しやすい状態にあります。

通常、環境因子によって傷つけられた細胞がガンに成長するまでには通常十数年の年月がかかります。図3・13に示すように、重さ約一ナノグラム（一〇億分の一グラム）のガン細胞が一グラムになるまでには三〇回の分裂世代を必要とし、網点で示した部分でガンの病状を呈することになるといわれています。つまり、ガンは分裂世代にして全体の四分の三に当たる期間が潜伏期間となり、残り四分の一に当たる期間でガンがその姿を現すことになります。

ガン細胞の発生はイニシエーション、プロモーション、プログレッションの三つの段階からなっています（図3・14）。イニシエーションとは化学発ガン性物質（化学変異原性物質）によってDNAが損傷を受けることをいいます。その損傷細胞をガン化へと導くことをプロモ

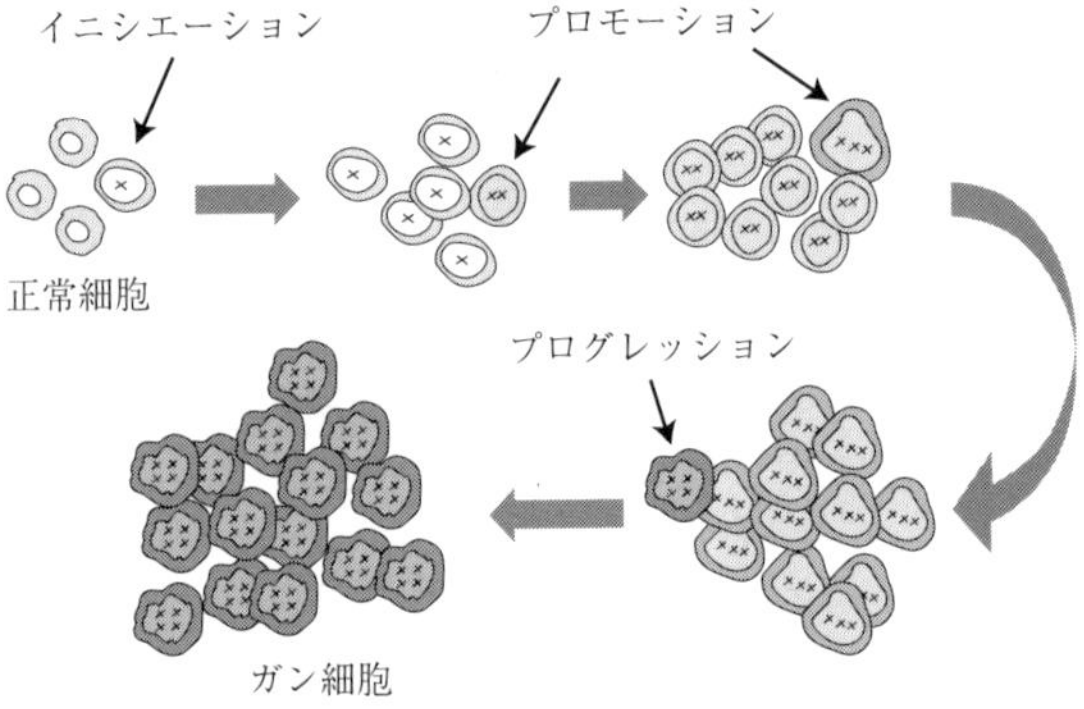

図 3.14　ガン細胞の形成

ーションといい、その働きを担う物質をプロモーターと呼んでいます。たとえば、たばこの煙や食塩が発ガンのプロモーターとしてよく知られています。発ガン性物質や変異原性物質がガン細胞発生のきっかけをつくりますが、それをガン細胞の集団化に導くのがプロモーターということになります。プロモーターの援助をうけてガン細胞は増殖し続けていくわけですが、この過程をプログレッションと呼んでいます。

6　ヨーグルトのガン予防効果

食品の成分中には変異原性物質や発ガン性物質に対してその働きを減弱させる性質のあるものが多々見出されています。変異原性物質を減弱させる物質（抗変異原性物質）は通常次の二つの因子に分けられます。その一つは変異原性物質に直接作用し、その変異原性を減弱または不活化さ

表 3.2　乳酸菌の N-ニトロソジメチルアミン(NDMA) N-ニトロソピロリジン（NPYR）ならびに N-ニトロソピペリジン（NPIP）に対する抗変異原性

発酵乳の量	復帰変異コロニー数／プレート		
	NDM*	NPYR*	NPIP*
コントロール	1 029	104	1 100
+*Leu. paramesenteroides* R-62			
3 mg	396(61.52)**	1 035(0.58)**	1 042(5.27)**
5 mg	263(74.44)	1 024(1.63)	1 000(9.09)
7 mg	215(79.11)	1 025(1.54)	1 000(9.09)
+*Leu. paramesenteroides* R-8			
3 mg	375(63.56)	1 015(2.50)	1 046(4.91)
5 mg	298(41.04)	962(7.59)	1 020(7.27)
7 mg	279(72.89)	940(9.70)	1 023(7.00)
+*Leu. lactis* subsp. *diacetylactis* R-63			
3 mg	659(35.96)	1 043(−)	1 013(7.91)
5 mg	419(59.28)	984(5.48)	989(10.09)
7 mg	295(71.33)	985(5.38)	991(9.91)
+*Leu. lactis* subsp. *cremoris* R-48			
3 mg	567(44.90)	960(7.78)	968(12.00)
5 mg	309(69.97)	938(9.89)	964(12.36)
7 mg	286(72.21)	946(9.13)	966(12.18)

＊　NDMA、NPYR、ならびに NPIP の量はそれぞれ 60、50、50μM である。
＊＊　阻害値を（　）内に示した。

せる働きをもった変異原性不活化因子であり、もう一つは細胞に作用して細胞の突然変異誘発を著しく低下させる働きをもった抗突然変異原性因子です。これまでに明らかにされてきた食品中の変異原性物質の毒性を減弱させる物質では、変異原性不活化因子が圧倒的に多いことが指摘されます。

筆者は変異原性不活化作用をもつ食品を種々調べてきた結果、発酵乳が変異原性不活化作用に際立って優れた効果を示すことを認めています。

表3・2はインドネシアのスマトラ地方に伝わる発酵乳、ダディヒから分離したロイコノストック・パラメセンテロイデスを用いて調製した発酵乳が発ガン性物質として知られるN-ニトロソピロリジン、N-ニトロソジメチルアミン、ニトロソピペリジンに対して示す抗変異原性を示したものです。表から明らかなように、いずれの菌株を用いて調製した発酵乳においても、供試の発ガン性物質に対する抑制率の高いことが確認されました。

さらに、筆者らはダディヒから分離したラクトバチルス・カゼイ菌体を九％量添加した飼料に、発ガン性物質であるTrp-P1をラット（Wister系雄、八週齢）に投与すると（一匹当たり二ミリグラム）、投与開始後四日目における尿中のTrp-P1の量が有意（$p<0.05$）に増加することを確認しました。

また、筆者らは平均年齢三十二・六歳の健康な男性六人に食事と水の摂取は自由として、一グラム当たり三億個のラクトバチルス・アシドフィラスを含む発酵乳を一日に一〇〇ミリリットルを二週間にわたり摂取してもらいました。毎日、便全量を採取して、発酵乳を摂取しなかったグループの便中の変異原性と比較しました。その結果、図3・15に示したとおり、個人差はあるものの、発酵乳摂取グループは便中の変異原性は有意（$p<0.05$）に減少し、人によっては非摂取グループに比較して九〇％以上も減少していることが認められました。

以上をまとめますと、ラットやヒトのおなかの中で乳酸菌が発ガン性物質の排出を促し、変異原

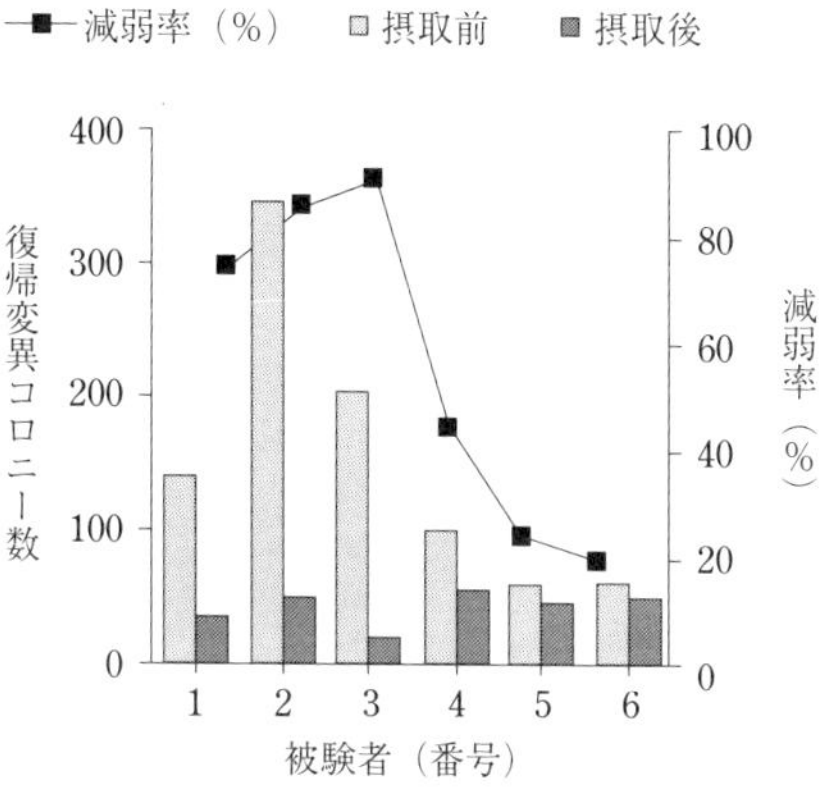

図 3.15　発酵乳飲用による便中の変異原性の低下

性物質の毒性を減弱させていることがよく理解されます。

さらに、乳酸菌の菌体が様々な変異原性物質や発ガン性物質と結合する性質をもっていることについて説明したいと思います。この現象は乳酸菌のもつさまざまな働きの中でも興味深いものの一つと思われます。

筆者らは乳酸菌の一つであるストレプトコッカス・フェカーリスの細胞壁を、発ガン性物質であるＴｒｐ−Ｐ１、Ｔｒｐ−Ｐ２、Ｇｌｕ−Ｐ１をそれぞれ水溶液に添加し、しばらく放置した後その上澄液中のＴｒｐ−Ｐ１、Ｔｒｐ−Ｐ２、Ｇｌｕ−Ｐ１の濃度を調べました。驚いたことに上澄液中のそれぞれの発ガン性物質の濃度が極端に減少する事実を発見しました。この不思議な現象を詳細に検討することによって次のことが明らかになってきました。

（1）多くの細菌の細胞壁が変異原性物質（発ガン

性物質も含む）と結合する性質をもっているが、とりわけ乳酸菌の細胞壁にこの性質が顕著に見出され、かつその結合能は他の細菌に比べて高い。

（2）乳酸菌の死菌体でも結合能力をもっている。

（3）乳酸菌の菌体と変異原性物質（発ガン性物質も含む）との結合は瞬間的に起こり、かつその後安定的な結合を保つ。

これらの現象は、乳酸菌が私たちのおなかの中で様々な発ガン性物質の毒性を弱めてくれると同時に、乳酸菌の菌体と発ガン性物質を結合させて、尿や便とともに体外に導いていると考えられます。さらに、働き者の乳酸菌といえども死んでしまえば無用の長物と一頃はみなされていましたが、死んだ乳酸菌の菌体でも発ガン性物質を結合させる能力のあることがわかり、「死んでなお働く乳酸菌」には驚嘆させられます。

発ガン性物質や変異原性物質が乳酸菌の菌体とよく結合するのは、乳酸菌の細胞壁を構成するタンパク質と糖の、硬い化合物が発ガン性物質や変異原性物質とよく結合しやすいかたちになっているためです。

近年、ヤクルト中央研究所の加藤幾雄博士らは腫瘍細胞を移植したマウスの腹腔内に乳酸菌を接種すると、腫瘍細胞の増殖が著しく抑制されることを明らかにしました。さらに、同博士らは乳酸菌であるラクトバチルス・カゼイをマウスに投与すると、腹腔内の貪食細胞が著しく増強することも認めています。これらの研究は、乳酸菌が貪食細胞を増やしながら腫瘍細胞の増殖を抑制する働きを有していることを特徴付けるものであり、ヨーグルトの摂取がガンの予防にとても大きな役割を果たしていることを裏付けるものとして注目されます。

7　ヨーグルトは血中LDL-コレステロールを取り除く

現在、日本人の男女とも死因の第二位を占めているのが冠状動脈硬化による心臓病です。心臓病は自覚症状を伴わないで三十～四十年の長い期間に徐々に進行します。心臓病の初期段階は動脈血管の上皮細胞の損傷です。その損傷によって、トリグリセライドやコレステロール（注）といった

（注）コレステロールは、アポタンパクという水になじみやすいタンパク質に包まれて血液の中を流れます。このタンパク質に包まれたコレステロールの粒子をリポタンパク質といいます。リポタンパク質には低比重リポタンパク質（LDL）と高リポタンパク質（HDL）の二種類があります。私たちの身体は通常はコレステロールが一定の量を超えないような仕組みになっていますが、ときにLDLが増えすぎたり、HDLが減りすぎたりすることがあります。LDLが増えすぎると、コレステロールが動脈壁に沈着して動脈硬化を引き起こします。このことからLDLとHDLは俗に悪玉コレステロール、善玉コレステロールとそれぞれ呼ばれますが、本来コレステロールに「悪玉」と「善玉」の種類があるわけではありません。

脂質が動脈血管壁を通過しやすくなり、その血管壁に脂質が蓄積されていきます。症状が進行してくると、動脈に繊維塊が形成されて血管を細くし、血流の円滑さを低下させ、結果的に血圧を上昇させることになります。さらに進行して血管が完全に塞がる事態が心臓内で起こると、心筋内での血流が止まり、その部分の筋肉の壊死が誘発されます。それに伴って、血管ももろくなり、血圧の上昇によって血管が破裂し、死に至ります。

心臓病の発病原因には遺伝説、老化説、環境要因説の三つがあげられます。前二者に対しては個人の努力ではどうにもなりませんが、環境要因による発病に対しては対応が可能です。環境要因としては、食事、喫煙、過激な運動もしくは運動不足、ストレスなどがあり、それらが生活習慣病の原因になっており、特に摂取する食物をとおして体内に蓄積される脂肪が心臓病の最大原因の一つとされています。脂肪の多量摂取は飽和脂肪酸やコレステロールを蓄積させ、結果的に血清中の総コレステロールや低密度リポタンパク質（ＬＤＬ）の量が高まり、心臓病に罹るリスクが高くなるといわれています。

一般的には、血清中の総コレステロールや低密度リポタンパク質を低下させるための薬剤投与は血清中のＬＤＬ-コレステロールと総コレステロール含量を減らすうえでは効果がありますが、多くの副作用も指摘されています。薬剤の使用に頼らずに、脂肪の摂取量を減らすことによって血清中の飽和脂肪酸とコレステロールの量を減らし、不飽和脂肪酸の量を増やす方法もとられています。

また、乳酸菌や発酵乳を摂取して血清中総コレステロール値を恒常化させる方法もとられています。マン博士らは乳酸桿菌を用いてつくった発酵乳をマサイ族に投与し、血清コレステロールの量を減らすうえで効果があったことを報告しています。また、同博士らは二十二人のアメリカ人を三つのグループに分け、いつもどおりの食事に加えてそれぞれ全脂ヨーグルト、脱脂ヨーグルト、全脂乳を十六日間にわたって摂取してもらい、血清中のコレステロール量を調べました。その結果、全脂ヨーグルトと脱脂ヨーグルトのグループでは血清コレステロールのレベルが一様に四〇％近く低下し、ヨーグルトの摂取をやめると再び血清コレステロールのレベルが上昇したことを認めました。

一方、全脂乳摂取のグループでは血清コレステロールのレベルがわずかながら減少することが観察されました。これらの実験から、ヨーグルト製造に用いられる乳酸菌が血清コレステロール量を低下させる効果に優れていることが理解されます。

また、ハリソン博士らはラクトバチルス・アシドフィラス菌を乳幼児用調製粉乳に加えて与えたときの血清コレステロール量の増減について調べました。その結果、この乳酸菌を添加した調整粉乳を与えられた乳幼児では、通常の調製粉乳を投与した乳幼児（コントロール群）に比べて血清コレステロール量が低かったことが認められ、この菌が血清中のコレステロールの量を低減させる効果をもっていることが明らかとなりました。

しかし一方では、乳酸菌がＬＤＬ-コレステロールを低減させる事実に関して多くの疑問が投げかけられていました。それは乳酸菌やその菌株を用いた発酵乳をヒトに投与してもＬＤＬ-コレステロールの低下が認められないとする研究報告がかなりあったからです。しかし、それらの報告の多くは投与量に適正を欠いていたり、また耐酸性や耐胆汁酸性をもたない乳酸菌を用いた実験を行っていた場合であったことがだんだんわかってきました。その結果、現在ではある特定の乳酸菌がＬＤＬ-コレステロールを低減させる性質をもっているとする事実はほぼ確実とみなされるようになってきています。

さらに、日本人を被験者にした臨床結果を一、二紹介してみたいと思います。

千見寺博士らは虚血性心疾患で血清中の脂質の値に異常を示した患者十二人に市販のヨーグルト五〇〇ミリリットルを一日三回に分けて食前に投与し、投与開始四週後、八週後、十二週後の血清中の脂質の値を測定しました。結果は総コレステロール値、トリグリセライド値には変化がなかったものの、ＨＤＬ-コレステロールが増加し、十二週後には全例正常値域にまで回復したことを報告しています。

また、筆者らは動物実験（ラット）で効果を示したラクトバチルス・カゼイと、ストレプトコッカス・サーモフィラスの二株で発酵させた発酵乳を血清中の脂質レベルが高い被験者に八週間摂取させ、その血清中の脂質値の変化を調査しました。試験には被験者二〇人を無作為に二群に分け、

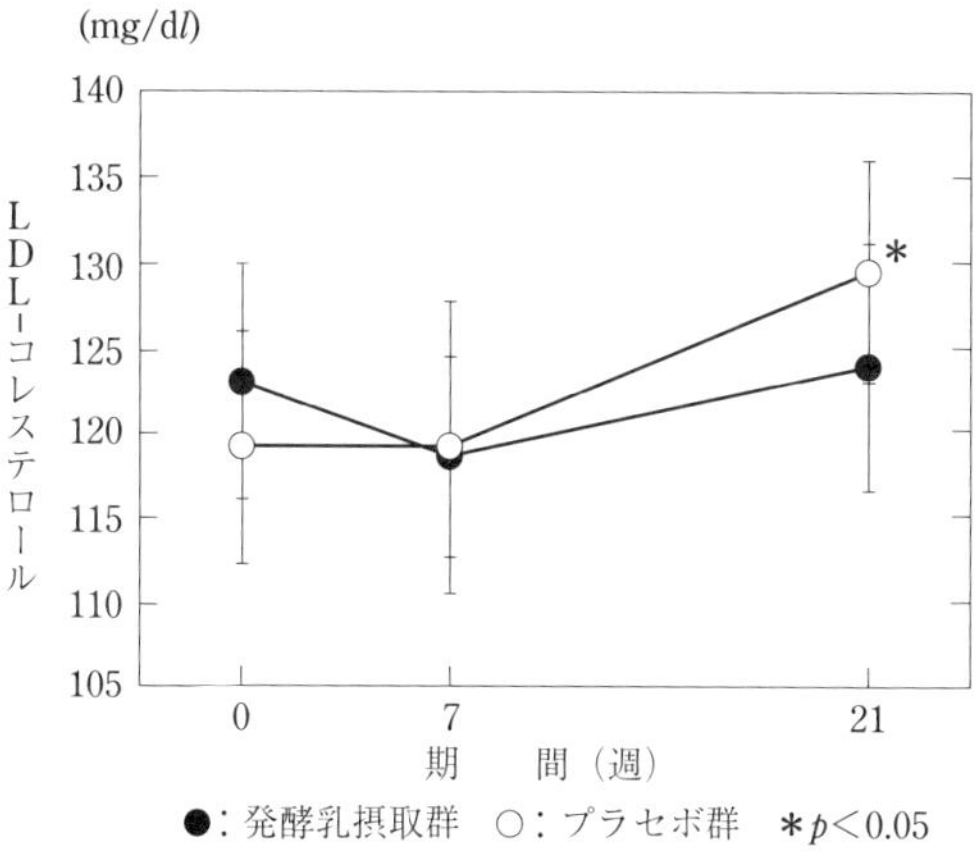

図 3.16　発酵乳摂取による血清中のLDL-コレステロール値の変化

発酵乳投与群一〇人、プラセボ（偽薬）投与群一〇人としました。八週間、二〇〇ミリリットルずつ毎日摂取してもらい、摂取前と四週後、八週後に採血を実施し、血清中の脂質を分析しました。その結果、総コレステロール値はプラセボ群でわずかな上昇を示したものの、発酵乳投与群では下がる傾向を示しましたが顕著な差は認められませんでした。しかし、LDL-コレステロール値は、発酵乳投与群が摂取三週目で有意な（$p<0.05$）低下を示しました（図3・16）。このように、ヨーグルトは血中の悪玉コレステロール（LDL-コレステロール）を取り除いてくれるのです。

8　乳酸菌が悪玉コレステロール値を下げる理由

乳酸菌がなぜ悪玉コレステロール（ＬＤＬ－コレステロール）値を下げるかについてのメカニズムは、現在のところ十分に科学的解明がなされているわけではありませんが、胆汁酸に対する脱抱合性と乳酸菌菌体によるコレステロールとの結合作用の両面から研究されています。

まず、胆汁酸の脱抱合性から説明したいと思います。胆汁酸は肝臓でつくられ、コール酸とケノデオキシコール酸の二種類があります。これらを一次胆汁酸と呼んでいます。一次胆汁酸はアミノ酸の一種であるシステインに由来するタウリンと、また同じくアミノ酸の一種であるグリシンを抱合して胆汁中に分泌されます。これらの抱合胆汁酸の大部分は回腸より吸収されて肝臓に戻りますが、一部は腸内細菌の作用によって抱合が解かれ、コール酸はデオキシコール酸に、またケノデオキシコール酸はリトコール酸になります。抱合が解かれたこれらの胆汁酸を二次胆汁酸といいます。二次胆汁酸は再び吸収されて肝臓に戻るか、便中に排泄されてしまいます。このように一次胆汁酸からタウリンやグリシンが離れてデオキシコール酸やリトコール酸（二次胆汁酸）になることを胆汁酸の脱抱合と呼んでいます。

ところで、乳酸菌、特に乳酸桿菌は胆汁酸に対する脱抱合性に優れており、このことは血清中のコレステロール量低減のうえで好ましい状況をつくります。それは胆汁酸の脱抱合がすすむと、肝

表 3.3　乳酸桿菌によるタウロコール酸ナトリウムの脱抱合の度合

乳酸菌株	脱抱合
L.acidophilus	6/6 *
L.buchneri	0/3
L.casei	0/13
L.fermenti	1/5
L.leichmanni	3/4
L.plantarum	0/3
L.salivarius	1/2

＊ 脱抱合陽性株数/供試菌株数

臓が胆汁酸を供給するためにより多くのコレステロールが消費され、かつ脱抱合された二次胆汁酸は腸管壁から吸収されにくいため、二次胆汁酸の多くが排泄されてしまいます。

筆者らは〇・二％のタウロコール酸ナトリウムを添加した培地に乳酸桿菌のラクトバチルス・ギャセリ株を用いて、乳酸菌による脱抱合性について調べました。表3・3にタウロコール酸ナトリウムの脱抱合の度合を示しました。供試のすべてのギャセリ株がタウロコール酸ナトリウムに対して脱抱合性に優れていることを示しているのが認められます。

さらに、ギャセリ株などによるコレステロールとの結合性について調べてみました。その結果、発ガン性物質や変異原性物質の場合と同様に、供試菌体によるコレステロールとの結合率が菌株により大きく異なり、表3・4に示すように、確実にギャセリ株の菌体にコレステロールが結合することが確認されました。

以上のことを考慮に入れて、筆者らはさらにギャセリ株を接種した牛乳を高コレステロール食を与えたラットに投与し、血清中

表 3.4　乳酸桿菌体によるコレステロールとの結合率

菌　　株	結合率(%)*
Lactobacillus GG	41.3
L.gasseri SU 001	38.7
L.gasseri SU 002	45.2
L.gasseri SU 003	13.5
L.delbrueckii subsp. *bulgaricus* LB 3	20.6

* コレステロール結合率(%)＝(1－A/B)×100
A：菌体を入れた試験管内のコレステロール量
B：菌体を入れない試験管内のコレステロール量

のコレステロール量、糞中の乳酸桿菌ならびに大腸菌の菌数に及ぼす影響について調べてみました。その結果、乳酸桿菌の菌数は投与前後で変わりませんでしたが、投与開始後十四日目で糞中の大腸菌数が有意に減少しているのが認められました。さらに、ギャセリ株が投与されたラットでは総コレステロールとＬＤＬ-コレステロールのレベルがコントロール（非投与群）に比べてそれぞれ四二％、六四％減少していることが確認されました。

これらの結果から、次の二つの機構により血清中の総コレステロール量とＬＤＬ-コレステロール量が低減することが確認されました。その一つは、腸管内でコレステロールが吸収される前にギャセリ株の菌体がコレステロールと結合して体外に排出させる機構であり、もう一つはギャセリ株が一次胆汁酸を脱抱合して二次胆汁酸のかたちに導く機構です。

しかし、ここで留意しなければならないことは、発酵乳が血清中の総コレステロール量とＬＤＬ-コレステロール量を減少させるか否かは、発酵乳の製造に用いた乳酸菌の種類に大きく依存している

図 3.17　特定保健用食品マーク

ということです。つまり、血清中の総コレステロール量やLDLーコレステロール量を低減化させることが明らかにされた乳酸菌株やビフィズス菌株を用いているかどうかがその決め手であるということです。

なお、今日、日本では人体に対して明確に保健機能が確認された食品を、厚生労働省が「特定保健用食品」として認可しており、特定保健用食品であることを意味する表示マーク（図3・17）が定められていますので、それをみて購入するのも一つの指標になるでしょう。しかし、表示マークがないものには保健効果が全くないということではありませんので、このことにも十分留意しておく必要があります。大切なことは、乳酸菌やビフィズス菌を用いた食品を含め、あらゆる食品は薬ではなく、あくまでも食品であるということを忘れないでいただきたいと思います。また、食品である以上、必ず何らかの栄養と保健機能をもっているということに留意し、おいしく、また楽しく食べることが何よりも大切です。

9　臨床にも使われている乳酸菌

乳酸菌が治療を目的に臨床現場で広く利用されていると聞いたらちょっと驚くかもしれません

が、世界の国々では乳酸菌が治療目的に広く使用されています。主な臨床的用途について説明します。

（1）乳糖不耐症への対応

牛乳を飲んだとき、おなかが張ったり、オナラが出たり、下痢を引き起したりする症状を乳糖不耐症と呼んでいます。牛乳には乳糖（ラクトース）と呼ばれる糖が約四・五％ほど含まれています。乳糖はグルコースとガラクトースが結合した糖であり、甘さは砂糖の六分の一程度です。乳糖は私たちのおなかに入ると、腸管内でβ-ガラクトシダーゼと呼ばれる酵素によって加水分解され、グルコースとガラクトースになり、エネルギー源として使われます。しかし、人によってはこの酵素の産生が微弱または全く産生されないため、おなかに入った乳糖が分解されない場合があり、乳糖不耐症が引き起こされます。とりわけ東洋人にそのような人が多いといわれています。乳酸菌はβ-ガラクトシダーゼを豊富に産生するため、乳糖不耐症への対応に優れた効果が期待されます。日本では牛乳の良さは十分わかるけれど、飲むと下痢をしたり、オナラが出たりするのでたくさん飲めないという人のために、あらかじめ乳糖を分解させた加工乳が市販されています。また、その加工乳をヨーグルトと一緒に飲むと良いとされているのも、ヨーグルト中の乳酸菌の力を借りて乳糖をより早く分解させることができるからです。

（2）　便秘改善への対応

便秘とは一週に一～三回程度の排便回数しかない症状をいいます。便秘は不快感、腹部膨張、直腸の異常空腸化などの症状を呈し、繊維性食物やグルテンなどの摂取不足が原因といわれています。そこでヨーグルトや乳酸菌飲料などによって乳酸菌を摂取し、腸管内で乳酸の生成を促して腸管の蠕動《ぜんどう》を活発にして便秘を改善する方法がとられています。

（3）　急性下痢の治療効果

子供によく起こる急性下痢の原因はロタウイルスの場合がもっとも一般的です。激しい下痢を引き起こす理由は、ロタウイルスが腸管上皮の繊毛を破壊するためであると説明されています。このロタウイルスが原因で起こる下痢の治療に対し、乳酸菌が有効であることが証明されています。顕著な効果を発揮することが知られている乳酸菌株として、ラクトバチルスGGが知られています。ラクトバチルスGG株は発見者、ゴルバッハと　ゴールデンの名にちなんでラクトバチルスGG（LGG）と命名されたもので、すぐれたプロバイオティックスとして世界的に知られている乳酸菌です。

（4）　食物アレルギー症状の緩和

食物アレルギーは前に説明したように食物由来の抗原に対する過剰な免疫反応です。アレルギーは抗原が腸管上皮繊毛を容易に通過してしまうことによって引き起こされます。これまでにフクトバチルスGG株が食物アレルギーに対し優れた予防効果を発揮したことが報告されており、この株の有用性が臨床的に証明されています。

（5）クローン病（末端回腸炎）の治療

クローン病は突発性で慢性型の腸炎で、バクテリアやウイルスのような微生物や免疫機能の乱れが原因で発症します。アメリカで患者にラクトバチルスGG株を一〇日間投与してクローン病を治療したことが報告されています。GG株投与により免疫グロブリンAが増加し、炎症を引き起こす病原に対して抵抗性が増したためとされています。

（6）リウマチ関節炎の改善

リウマチ関節炎の原因の一つに腸内微生物の健全性のアンバランス化が指摘されています。このリウマチ関節炎の改善のためにラクトバチルスGG株菌で発酵させたヨーグルトを患者に投与したところ、優れた効果があったことが報告されています。

（7）骨盤への放射線治療に対する利用

放射線はガン治療のうえで重要な手段となっています。しかし、治療の目的から骨盤に放射線を照射すると、腸内細菌叢のバランスの乱れを引き起すことが知られています。放射線が腸管上皮の繊毛に照射されると、繊毛は扁平になり、収縮してしまいます。その収縮をおさえる方法として、乳酸菌の投与が試みられており、ラクトバチルス・アシドフィラスNCFB株が効を奏したことが確認されています。

10　乳酸菌を発見した科学者たち

すでに述べてきたように、人類は大昔からウシ、ヒツジ、ヤギの乳を飲み、またその乳から色々な乳製品をつくり、食べてきました。そうした乳製品の中には様々な種類の乳酸菌が生息しており、乳製品の保存と香味に大きな働きをしていることも明らかになってきました。

乳酸菌を最初に見出した科学者はすでに述べたように、「すべての生物は生物から発生する」という大仮説を科学的手法により見事に実証した、ルイ・パスツールです。今からおよそ一五〇年ほど前のことです。その後、今日チーズやヨーグルトの製造に使われている乳酸菌が次々と発見され、二十世紀の初頭には主要な乳酸菌のほとんどが見出されました。

それでは主要な乳酸菌について説明しましょう。まず一八七三年にリスターが酸乳からバクテリウム・ラクチスを発見しました。この菌は現在ではラクトコッカス・ラクチスと呼ばれ、様々なチーズの製造に用いられており、伝統的な発酵乳やナチュラルチーズの菌叢を構成する乳酸菌としてもっとも知名度の高い乳酸菌の一つです。続いて、一八八九年にティッサーがビフィズス菌を、一九〇〇年にモロが代表的な乳酸桿菌であるラクトバチルス・アシドフィラスを発見しました。一九〇四年には、ヨーグルト飲用による不老長寿説を打ち立てたメチニコフがヨーグルト中の乳酸菌の分離と同定を行いました。その後、オルラ・ヤンセンがヨーグルト中の乳酸菌の分類を系統化し、一九一九年までにサーモバクテリウム・ブルガリカス（現在のラクトバチルス・デルブルッキー・サブスペシース・ブルガリカス）やストレプトコッカス・サーモフィラスといった、ヨーグルトを代表する乳酸菌を分離しました。

これらの乳酸菌は、およそ二〇〇種類もある乳酸菌からみればごく一部に過ぎませんが、それらの発見と分類に関わった科学者たちの偉大さは、今日市販されているヨーグルトの製造に用いられている乳酸菌の分類上の位置付けを明らかにしただけではなく、発酵肉製品、発酵水産食品、酒類、醸造製品、発酵豆乳、漬物、果実加工品、パンなどあげればきりがありませんが、それらの食品に関与する乳酸菌の研究に道筋をつくった点で高く評価されるのです。乳酸菌、特にプロバイオティックスとしての乳酸菌がどれほどヒトの健康に貢献しているかを考えたとき、これらの乳酸菌を見出した先達の科学者には脱帽させられます。

加えて、乳酸菌の利用は先に記した各種発酵食品、醸造食品にとどまらず、最近では乳酸菌が生産する乳酸を重合させてポリ乳酸やグリコール酸–乳酸重合体をつくり、縫合糸や骨接合材それに包帯の素材に利用するなど、医療分野での貢献も注目されています。

さらに、ウシやヒツジといった反すう動物の家畜の飼料に用いるサイレージ（発酵させた牧草）

にも乳酸菌が大きく関与しています。刈り取られた牧草が乳酸菌によって発酵し、甘酸っぱい風味をもったサイレージができあがるのです。おいしい牛乳や乳製品、さらにはおいしい肉を食べることができるのも乳酸菌のおかげということになります。

今日、細菌の分類法は分子レベルでの相同性を根拠に、従来分類されていたものが新しく組み替えられたり、新しい属が設けられたりして常に書き改められており、乳酸菌もその例外ではありません。微生物の分類は、植物や動物の分類法と同じく「界」、「門」、「綱」、「目」、「科」、「属」、「種」、「亜種」の順で系統的に分類され、命名されています。一つの微生物の学名を「界」から言いはじめると、「じゅげむじゅげむ…」のように大変長くなり、落語の世界に入ってしまいますので、通常は属名を先に書き、種名をその次に書く方式がとられています。そして、もしその株に亜種（サブスペシース）があれば最後に亜種名を付します。例えば、ヨーグルトをつくるうえで重要なブルガリヤ菌の学名は、属名の「ラクトバチルス」をまず書き、次に種名である「デルブルッキー」を書き、その次に亜種名を意味する「サブスペシース」を付けて、この菌の亜種名であるブルガリカスを最後に付けます。つまり、ラクトバチルス・デルブルッキー・サブスペシース・ブルガリカスとなるわけです。

11　日本人で最初に発酵乳を食べたのは誰？——幻の発酵乳

日本ではいつ頃から牛乳が飲まれるようになり、発酵乳がつくられるようになったのか、歴史をひもといてみましょう。

百済《くだら》からの帰化人智総の息子善那《ぜんな》が孝徳天皇（在位六四五〜六五〇）に牛の乳を搾って献上し、牛乳の効用を説いたことが『新撰姓氏録《しんせんしょうじろく》』に記されています。善那は孝徳天皇に乳を献上することによって和薬使主《わやくししゅ》の姓を賜り、以後朝廷の庇護《ひご》のもとに乳製品を献上することになりました。したがって、牛乳は薬効をもつ食品として一般庶民とは無縁の宮中で利用されていたようです。

百済から日本へ伝わった牛乳の加工技術は、もとをたどれば仏教の伝来と時が一致し、当時の乳製品の名称は『大般涅槃経《だいはつねはんきょう》』の中に見出されます。余談になりますが、仏教には「五味相生《ごみそうしょう》の譬《たとえ》」という言葉があり、「大般涅槃経」、「十二部経《じゅうにぶきょう》」、「修多羅経《しゅたらきょう》」、「方等経《ほうどうきょう》」、「般若波羅蜜経《はんにゃはらみつきょう》」といったお経を修得して教養を重ね、それらを会得すると解脱《げだつ》の極みに達することができると教えています。

前にも記しましたが、『大般涅槃経』には「善男子譬如従牛出乳　従乳出酪　従酪出生酥　従生酥出熟酥　従熟酥出醍醐　醍醐最上　若有服者　衆病皆除」とあります。つまり、このお経の意味は、「牛乳が加工され熟成の度を加えることによって風味が増すように、人も修業により高度な教養に接して、やがて最上の境地に達するのである」ということになります。「醍醐」とは前にも説明したとおり、牛乳を乳酸発酵させてできる酸乳を、とろ火で一日かけてゆっくり煮詰めて、上に浮いてくる湯葉の様な浮皮を集め、それをさらに煮詰めて最終的に得られる成分で、牛乳からつくられるチーズ様乳製品といえるものです。「醍醐」の効用を見抜いたお釈迦様は「醍醐」を摂取すると、もろもろの病を皆除くことができると説いており、その洞察力には何とも鋭いものがあると思います。

ところで、ここに出てくる「酪」についてもう少し詳しく説明したいと思います。平安時代の九二七年に完成した『延喜式《えんぎしき》』には「酥」を加工するには、牛乳を天日に二日さらして、自然に乳酸発酵させて「酪」（酸乳）にし、それを加熱して浮皮を回収するのに一日、浮皮を焦げつかせないよう煎じながら脱水するのに半日の工程が必要であると記されています。酸乳、つまり「酪」と呼ばれる発酵乳をつくる工程が、搾りたての生乳をいきなり使うよりは「酥」や「醍醐」をつくるうえで大切であったと思われます。当時の衛生状態を考えると、生乳そのものにかなり高い菌数の乳酸菌や雑菌が存在し、かつ生乳がある量に達するまで貯乳していたことも十分に考えられます。したがって「酪」は意図してつくらなくても、すでに「酪」（酸乳）の状態であったことが推測されます。

平安時代における朝廷の人々を魅了した「醍醐」もやがて平安朝の没落と共に衰退し、「酪」もまた幻の発酵乳になってしまいました。そして、それ以降日本では牛乳・乳製品は歴史の舞台から姿を消し、約五五〇年の歳月が流れました。

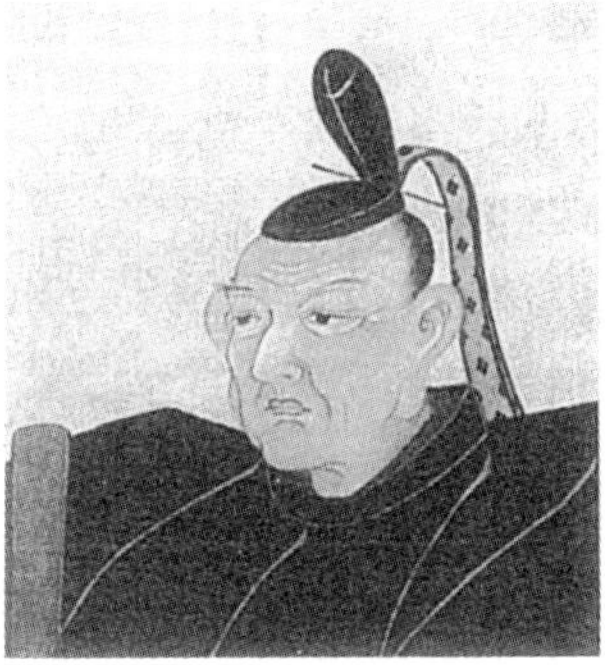
図 3.18　八代将軍　徳川吉宗（1684〜1751）

やがて江戸時代となり、八代将軍吉宗（図3・18）が安房（千葉県）の嶺岡牧場で白牛を飼育し、一七九二年にチーズ様乳製品「白牛酪」を江戸幕府の官製品としてつくらせています。一方、この時代の庶民、特に農民にとっては牛は農耕のための最大の財産であり、人間よりも大切に飼育し、そこで得られる乳は子牛に与えてきました。したがって、牛乳を人間が横取りして飲用することなど考える余地もなかったようです。

その後、安政年間に黒船が来航し、唐人お吉（図3・19）とのロマンスでも名を馳せたタウンゼント・ハリス（図3・20）が牛乳をほしがり、それを入手しようとして周りの人たちが東奔西走したという逸話があります。やがて鎖国が解かれ、「美容強精の妙薬、死ぬはずの生命も助かる長寿の仙薬」と川柳にも詠われるようになり、いよいよ牛乳が庶民の口に入るようになったのが、ハリス来航よりさらに十余年を経た明治に入ってからでした。

そして、明治二十七年頃から発酵乳が「凝乳《ぎょうにゅう》」という名称で整腸剤として販売されるようになりました。その後ヨーグルトという名称での発酵乳の販売は大正三年、ミツワ石鹼本舗の三輪善兵衛によってでした。またそれよりも三年ほど前の明治四十五年には「滋養霊品ケフィア」の名前で

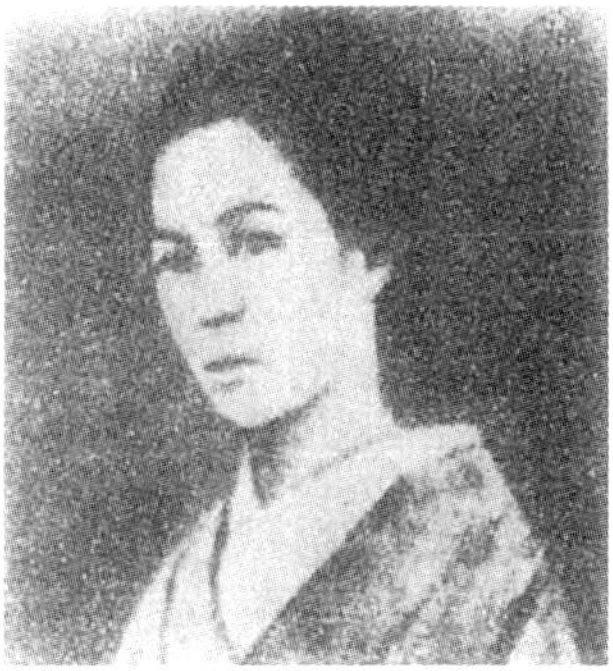

図 3.19　唐人お吉（矢澤）
（1841〜1890）

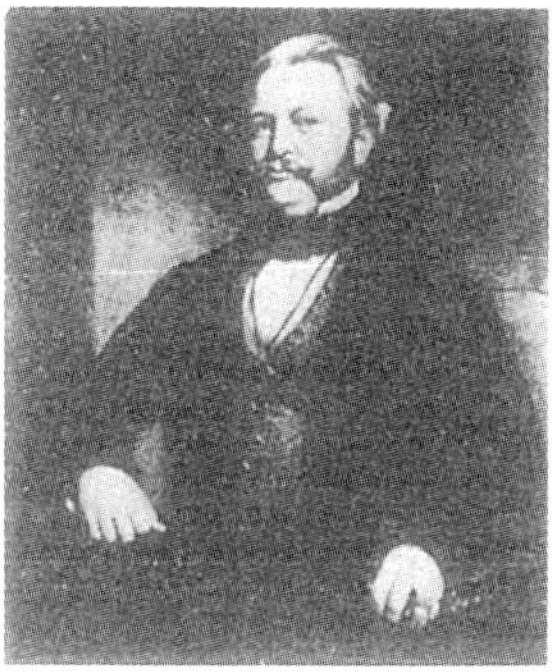

図 3.20　タウンゼント・ハリス（矢澤）
（1804〜1878）

東京麹町の阪川牛乳店において日本で初めてケフィアが販売されています。

ケフィアは現在日本では大規模には製造されていませんが、諸外国ではヨーグルトと同様、保健機能の高い食品として製造され、愛飲されています。

12　乳酸菌はエライ！　生活習慣病をやっつける

生活習慣病とは、生活習慣の積み重ねによって発症し、進行する一群の疾病を総称した用語であり、公衆衛生審議会成人病難病対策部会によって平成八年に定義されました。生活習慣病としての具体的な疾病は、高血圧、肥満、糖尿病、高脂血症、虚血性心疾患、脳卒中、一部のガン（大腸ガン、乳ガン、胃ガン、肺扁平上皮ガン、食道ガン）、アルコール性肝疾患、骨《こつ》粗鬆症《そしょうしょう》などがあげられます。

周知のとおり生活習慣病という用語が提案される以前は「成人病」と呼ばれていました。しかし、成人病という用語は老人病的な意味合いが強く、「年をとるとこんな病気にかかりますよ」といった印象を強く与え、成人病を予防するための方策がなかなか立てにくく、予防への努力がそがれるといった欠点がありました。それに対し、「生活習慣病」という用語は「そのような生活をしているとこのような病気になりますよ」という印象を与え、予防への取り組みがわかりやすくなったことが指摘されます。つまり、生活習慣病は食生活、運動、喫煙、飲酒、不規則なライフスタイル、ストレスなどの要因が深く関わっている点で、個人の努力によって予防や改善が可能であるとの期待感を与えているのです。

一方、最近の傾向として、食品やその成分に対して十分な科学的検証や考察を行わず、身体に「良い」、「悪い」といった短絡的な決め付け方をする風潮が強くなったような気がします。例えば「良い」とする場合の行き過ぎは、一回の所要量をはるかに超える量の有効成分を動物やヒトに摂取させて「効果あり」の結論を無理やり引き出したり、また、ある病気に関与する酵素の阻害剤を食品の中に見出したとき、加工・調理の過程や、消化管での変化を無視して、「その食物を食べると病気にかからない」と主張する類のものです。

また、非現実的な食餌実験から得られたマイナス面の結果や食品成分に含まれる微量な有害成分を過大に解釈して、消費者に対し、いたずらに不安を扇動《せんどう》する場合もあります。いずれも極端かつ誇大に研究結果を評価するもので、「フードファディズム」と呼ばれています。このような情報や宣伝は生活習慣病の予防に心掛けようとする多くの人たちの気持ちをうまくからめ取ってしまうことがあり、食物と健康を考えるうえで、何が本当で、何が嘘であるかを一人一人が十分に見極める必要があります。その手がかりとして、科学的にみて妥当性があるか、どの程度科学的に検討され、どのレベル（動物かヒトか）で証明されているかなどについての情報を得、見極めることが大切です。

それでは、生活習慣病予防に対する乳酸菌の役割について科学的にどの程度研究されているかについて説明したいと思います。

近年、ヒトの腸内細菌叢の研究の進展によって、腸内細菌叢が宿主の健康にも疾病にも密接に関係していることが明らかにされています。そして、乳酸菌やビフィズス菌はヒトの健康に大きく寄与しており、疾病に関与する腸内細菌叢の増殖を抑制し、最適な腸内細菌叢と腸内環境を形成することが明らかにされています。

現在、乳酸菌やビフィズス菌について科学的に明らかにされつつある生活習慣病予防効果として、先に述べてきましたが、腸管内での発ガン性物質や変異原性物質の不活化作用、抗腫瘍効果、血清コレステロール低減化作用、乳糖不耐症改善効果、便秘改善効果、免疫細胞の賦活《ふかつ》化作用、貪食細胞の増殖作用などがあります。いずれも、世界中の研究者たちが熱心に取り組んでいる課題であり、今日まで明らかにされてきている知見を総合的にみると、乳酸菌やビフィズス菌がヒトの健康に対して大きく寄与していることが証明されています。

さらに、ヒトの健康に寄与する乳酸菌やビフィズス菌は、プロバイオティックスの観点からも活発に研究されています。

また、結腸などにすみついているプロバイオティックスとしての乳酸菌やビフィズス菌などの有用菌の増殖を促進したり、活性を高めることによって宿主の健康に有利に作用する、オリゴ糖や食物繊維などの研究も盛んに行われています。つまり、オリゴ糖や食物繊維はプレバイオティックスと呼ばれる食品成分です。正確には「食物として摂取したときに宿主の消化管（大腸）に生息して健康に寄与する腸内細菌を選択的に増加させる働きのある難消化性食品成分」と定義されるものです。難消化性食品成分とは宿主（ヒト）にとって消化されにくい成分であることを意味し、有用菌にとっては有力なエネルギー源となる成分ということになります。

現在、腸管での有用菌の活力を高める多くのプレバイオティックスが見出されています。「乳酸菌はエライ！」といえるのも優れたプレバイオティックスがあればこそであり、まさにプレバイオティックスは縁の下の力持ちということができるのです。

生活習慣病に罹りたくないと望むのは誰しも当然のことですが、「これを食べるとガンにかからない」式の誇大宣伝にだまされてそれに飛びつくことのないよう日頃から注意したいものです。生活習慣病を食物摂取によって予防しようとする場合、その食物の効用についてどのくらい科学的に実証されているかに十分注意を払う必要があることを、再度述べておきます。

13　乳酸菌はたくさんの食物に存在している

乳酸菌はヨーグルトやチーズにだけ存在すると思われがちです。それは乳酸菌の三文字の中に「乳」の字が入っているせいかもしれません。しかし、乳酸菌は植物性の加工食品中にも多く存在し、植物性の発酵食品の製造になくてはならないものなのです。日本の伝統食品である醤油、味噌、日本酒、漬物をはじめ、ワイン、一部のビール、ウイスキー、パン、サワークラウトなどの発酵食品や醸造物の製造には乳酸菌は欠かすことのできない重要な役割を果たしています。さらに、ウシやヒツジに与えるためにつくられるサイレージも乳酸菌によって牧草を発酵してつくられます。

カビや酵母とは違い効率の悪いエネルギー生成経路しかもたない乳酸菌は、必要な栄養素を自分でつくることができません。そのため、乳酸菌は周囲から栄養成分を摂ろうとして常に栄養素がたくさん存在している場所を探しているわけです。乳は本来、親が子の成長のために分泌する食物ですから、その子どもの成長に必要な栄養素が極めてバランスよく、また豊富に含まれています。したがって、栄養素が豊富に含まれている乳は乳酸菌にとって格好なすみかであり、乳酸菌が好んで生息するのは当然といえば当然のことといえるのです。

一方、野菜のような植物性の素材の場合は、乳酸菌が生息するうえで乳の場合とはかなり違った環境であるといえます。植物の表面は乳と比べると水分が豊富に存在しているわけではありませんし、乳酸菌の増殖に必要な栄養成分が豊富に存在しているわけでもありません。さらに、乳酸菌には病原性がありませんから、乳酸菌が植物の細胞に傷をつけて植物細胞の内容物をしみ出させる力もありません。たとえあったとしても、植物細胞にはタンニン酸、カテキン類、アルカロイド類、イソチオシアネート化合物類といった抗菌物質が含まれており、容易には植物細胞の内容物を栄養源として利用させてはくれない厳しい環境をつくっています（表3・5）。しかし、植物性食品に生息する乳酸菌の多くは、植物細胞に含まれる抗菌物質に対する耐性を長い年月をかけて徐々に獲得し、特定の乳酸菌が相性のあった植物に生息する状況ができあがっています。つまり、植物細胞が何らかの原因で損傷を受けて壊れ、細胞内容物がしみ出してくると、その植物に含まれる抗菌物質に対して耐性を獲得した乳酸菌がその場所に生息し始めることになります。このことは、植物性の発酵食品の製造において特に重要な意味をもっています。

代表的な植物性発酵食品である漬物を例にして説明したいと思います。日本には伝統的な漬物が多く存在します。代表的な漬物を表3・6に示しました。一部の例外を除き、漬物をつくるとき素材になる野菜に塩を入れることが製造の第一歩になっています。これは野菜の細胞がもつ浸透圧に変化を与えて、野菜の細胞を壊すことが目的です。さらに、重石をのせて物理的な圧力をかけ、細

表 3.5　植物細胞の内容物（岡田）

香辛料名	利用部位	主要香味成分	抗菌性
アニス	果実	**アネトール**	△
オールスパイス	未熟果	**オイゲノール、メチルオイゲノール**	○
オレガノ	全草	**チモール、カルバクロール**	○
カラシ	種子	（和、黒）**アリルイソチオシアネート**	○
		（白）**P-ヒドロキシベンジルイソチオシアネート**	○
カルダモン	果実	**シネオール、α-テルピコルアセテート**	○
キャラウェイ	果実	**ガルボン、リモネン**	△
クミン	果実	**クミンアルデヒド、β-ビネン**、α-テルピネン	○
クローブ	花蕾	**オイゲノール**、アセチルオイゲノール	◎
コショウ	果実	ピペリン、**リモネン、フェナンドレン、ピネン**	△
サフラン	めしべ	クロシン、クロセチン	
サンショウ	果実、葉	**ジペンテン**、サンショオール、**シトロネラール**	△
シソ	葉	**ペリルアルデヒド**	○
シナモン	樹皮	**シンナムアルデヒド、オイゲノール**	◎
ショウガ	地下茎	**ジンゲロール、ジンゲロン**	△
セージ	葉	**シオネール、カンファ、チモール、オイゲノール**	○
タイム	葉	**チモール**、シメン	○
ターメリック	根茎	ターメロン、ジンギベレン	
ディル	果実	**ガルボン、リモネン**	○
トウガラシ	果実	**カプサイシン**、ジヒドロカプサイシン	△
ナツメッグ	仁	**ピネン、リモネン、オイゲノール**	○
ニンニク	鱗茎	**ジアリルジスルフィド、ジアリルスルフィド**	◎
ハッカ	葉	**メントール**	○
バジル	花、全草	**リナロール、シネオール**、メチルシャビコール	○
ローズマリー	葉、花	**シネオール、ボルネオール**	○
ローリエ	葉	**シネオール、ピネン、オイゲノール**	○
ワサビ	根茎	**アリルイソチオシアネート**	○

太字：抗菌性のあることが確認されている成分。
◎：特性顕著　○：特性あり　△：特性わずかに認める

表 3.6　日本の代表的な漬物（宮尾）

種　類	形　状	例
塩　漬	野菜等をそのまま、または前処理した後、塩を主とした材料で漬け込んだもの、及び一夜漬（生鮮野菜等（湯通しを経た程度のものを含む）を、塩を主とした材料で12時間から48時間漬け込んだもの）をいう	らっきょう塩漬 つぼ漬　梅漬 野沢菜漬
しょう油漬	野菜等をそのまま、または前処理した後、しょう油を主とした材料に漬け込んだものをいう	福神漬 高菜漬
みそ漬	野菜等をそのまま、または前処理した後、みそを主とした材料に漬け込んだものをいう	山菜みそ漬 大根みそ漬
かす漬	野菜等をそのまま、または前処理した後、酒かすを主とした材料に漬け込んだものをいう	奈良漬 わさび漬
こうじ漬	野菜等をそのまま、または前処理した後、こうじを主とした材料に漬け込んだものをいう	べったら漬 三五八漬
酢　漬	野菜等をそのまま、または前処理した後、食酢、梅酢または有機酸を主とした材料に漬け込んだものでpH4.0以下のものをいう	千枚漬 らっきょう漬 はりはり漬
ぬか漬	野菜等をそのまま、または前処理した後、ぬかを主とした材料に漬け込んだものをいう	たくあん漬
からし漬	野菜等をそのまま、または前処理した後、からし粉を主とした材料に漬け込んだものをいう	なすからし漬 ふきからし漬
もろみ漬	野菜等をそのまま、または前処理した後、しょう油またはみそのもろみを主とした材料に漬け込んだものをいう	こなすもろみ漬 きゅうりもろみ漬
その他の漬物	上記以外の漬物（乳酸はっ酵したものを含む）をいう	すぐき漬 サワークラウト

胞の損傷を促進させると同時に、加圧によってそこから酸素をできるだけ排除して、乳酸菌が増殖しやすい環境をつくります。通常、漬物の製造に関与する乳酸菌は一種類だけではなく、数種類です。一般的には乳酸球菌が最初に現れ、次に乳酸桿菌が現れて、漬物の風味豊かな伝統の味をつくっていくのです。乳酸桿菌が乳酸球菌のあとに勢力をもち始めるのは、乳酸桿菌の増殖に不可欠なビタミンやタンパク質（ペプチド）を乳酸球菌が生産するからです。

また、漬物の中には塩を一切用いないでつくる漬物があります。長野県木曽郡で古くからつくられてきた「すんき漬」や、新潟県長岡市の「ゆでこみ菜」がその例です。塩を一切用いずにつくる漬物を「すんき漬」の例で説明しましょう。「すんき漬」の原料には、かぶの一種である「王滝かぶら」を用います。このかぶは根部が紫紅色をしていますが、「すんき漬」には葉のみが用いられます。まず、王滝かぶらの葉を熱湯に浸し、表面の雑菌を死滅させるとともに、かぶの葉の細胞を壊れやすくします。そしてまだ熱いうちに木桶に、漬種《つけだね》とかぶの葉を交互に漬け込んでいき、最後に重石をのせてできあがりを待ちます。

漬種は「すんき干し」を水でもどしたもので、「すんき漬」の製造のうえでもっとも特徴的な工程です。この「すんき干し」というのは前の年につくった「すんき漬」を乾燥させたもので、「すんき漬」の製造に関与した乳酸菌をはじめ、乳酸菌が生産した乳酸の結晶が付着しており、新しくかぶの葉を漬け込んだ段階でその乳酸の結晶が水に溶け出して漬け込み液のpHを下げ、乳酸菌が増殖しやすい環境をつくります。

以上述べてきたように、乳酸菌はチーズやヨーグルトだけではなく、植物性の発酵食品にも広く利用され、かつそれらの発酵食品の特徴付けに深く関わっていることがおわかりいただけたと思います。

14　若々しさを保つためには乳酸菌が必要

私たちのおなかには膨大な数の腸内細菌がすみついており、それらは大きく分けて宿主である私たちに常に良い効果を及ぼす細菌群（有用菌）と、悪い効果しか及ぼさない細菌群（有害菌）、それに有害菌が勢力をもつと日和見的に有害菌に加勢する細菌群（日和見菌）の三つに分けられることを述べてきました。

乳酸菌やビフィズス菌は有用菌の代表的な細菌群で、身体の免疫力を高めたり、有害菌の異常増殖を抑え、様々な病気から私たちを守ってくれています。人間は年をとると次第に有用菌の数が減少し、有害菌が勢力をもちはじめ、それに日和見菌が有害菌と一緒になって私たちに危害を加えはじめます。日和見菌は人の弱みにつけ込む悪者で、ブドウ球菌、プロテイウス、クリブシェラといった菌がその代表です。腸内細菌叢が乱れて、有害菌が優勢になり、その状態が長期にわたって続くと、肝硬変、慢性肝炎、ガン、便秘、下痢、風邪などの病気にかかる危険性が高くなります。加齢はいうまでもなく、ストレスや食習慣、さらには抗生物質などの医薬品の過剰な経口治療は、有用菌の数を減らし、有害菌を活性化させ、健全な腸内細菌叢を老化させる要因になっていることがこれまでの研究から明らかにされています。

生まれたときから腸管にすみついている細菌は、免疫の寛容性《かんようせい》により、異物とは認識されずに腸管内で増殖することが可能です。しかし、幼児期を過ぎて口から食物と一緒に入ってくる様々な細菌は、それがたとえ有用菌であっても異物とみなされてなかなか腸管にすみつくことが許されず、そのほとんどが体外に排泄されてしまいます。したがって、ヨーグルトに含まれる乳酸菌もその例外ではありません。腸内細菌叢を若返らせようとしてヨーグルトや乳酸菌飲料を摂取することはいいのですが、三日坊主では大した効果は期待できません。毎日欠かさず飲用してこそ、乳酸菌の優れた効果が期待されるのです。植物に水をやらなければ、植物はやがて枯れてしまいます。植物の緑や花を楽しもうとすれば、努めて植物に水を与えなければならないこととよく似ています。

また、毎日努めてヨーグルトを摂取することのほかに、有用菌としての乳酸菌の栄養になるオリゴ糖などを摂取することに心掛けることも非常に大切なことです。オリゴ糖の中には宿主である私たちにとって消化しにくいものがたくさんあり、太る心配がないものが現在広く食品に添加され、市販されています。

私たちが乳酸菌のもつ優れた保健機能の恵みを受けるためには、乳酸菌が腸管内で生きていることが極めて重要ですが、先にも触れたように死んだ乳酸菌も役に立っていることがわかっています。乳酸菌の生きた細胞が発ガン性物質やコレステロールをくっつける性質に富んでいることはいうまでもありませんが、死んだ乳酸菌でもそれらをくっつける力をかなり保持しています。乳酸菌は私たちの身体に有害な発ガン性物質や悪玉コレステロールをくっつけて身体の外へ運び出す働きもしているわけです。

乳酸菌の菌体に発ガン性物質やコレステロールがくっつく現象を、発ガン性物質であるＴｒｐ-Ｐ１、Ｔｒｐ-Ｐ２およびＧｌｕ-Ｐ１を例に説明したいと思います。

試験管にＴｒｐ-Ｐ１、Ｔｒｐ-Ｐ２およびＧｌｕ-Ｐ１の水溶液を別個に入れ、その一部を高速液体クロマトグラフという機械にかけますと、図３・21に示すようにＴｒｐ-Ｐ１（Ａ）、Ｔｒｐ-２（Ｂ）、Ｇｌｕ-Ｐ１（Ｃ）のピークが鋭く出てきます。しかし、その水溶液に乳酸菌の菌体をパラパラと入れて、よく振った後、遠心分離機により菌体を沈め、上澄み液を高速液体クロマトグラフにかけると、何とＴｒｐ-Ｐ１（Ｄ）、Ｔｒｐ-Ｐ２（Ｅ）、Ｇｌｕ-Ｐ１（Ｆ）のピークが消失してしまいます。このことは、乳酸菌の菌体がＴｒｐ-Ｐ１をくっつけてしまったことを意味しています。

さらに、この現象をもっと細かく調べると、これら発ガン性物質と菌体との結合がほぼ瞬間的に起こること、そして生きている菌はもちろんですが、死んでしまった菌でもその結合が起こること

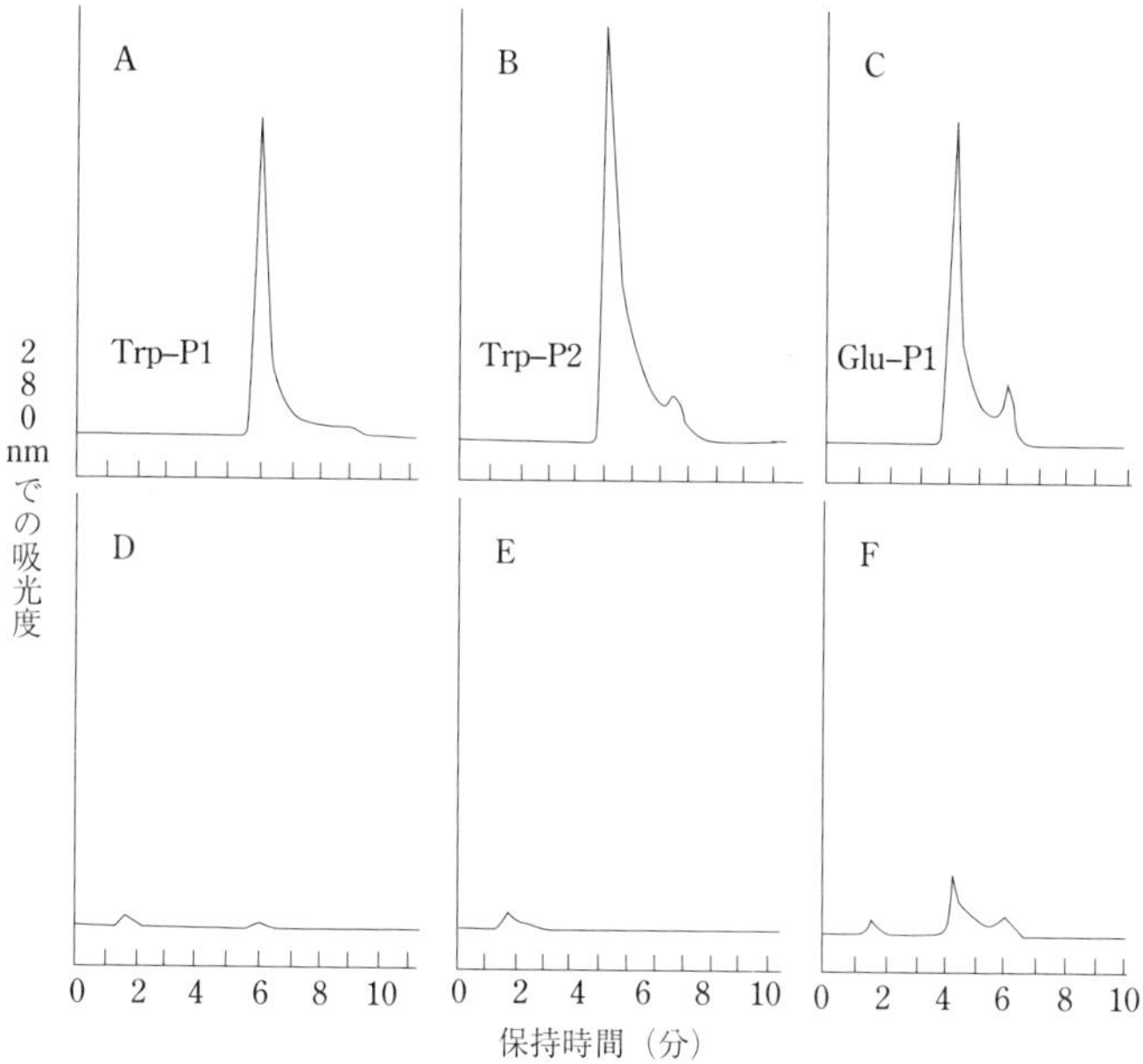

図 3.21　*Lactococcus lactis* subsp. *lactis* 菌体による Trp–P1 の結合

がわかりました。この現象はビフィズス菌でも同じことが観察され、腸管内で発ガン性物質や悪玉コレステロールをどんどんくっつけて排泄に導いていることが判明しました。人体にとって有害物質の速やかな排除は腸内の有用菌を活性化させ、結果的に身体全体に良い影響を与えることになります。このことが若さを保つ秘訣にもなっているのです。乳酸菌を絶えず摂取することは、若々しさを保つうえでも極めて重要な意味をもっていることの理由の一端はここにもあるわけです。

第4章　牛乳はすばらしい

1　乳は子にとり天恵の白い食物

この地球上に存在する哺乳動物の種類は十九目、およそ四〇〇〇種類といわれ、発見率は一〇〇％といわれていますから、新種の哺乳類が発見されることは今後は多分ないことでしょう。哺乳類は自らの子（仔）を育てるために乳を出しますが、その組成は生物学的特異性を有していて、動物種によりその組成が異なっています。表4・1に主な哺乳動物の乳の組成を示しました。霊長目に属するチンパンジーとヒトの乳の組成は良く似ているのが理解されます。しかし、食肉目のヒグマとアシカ、さらに偶蹄目のインパラとウシでは同じ科目でありながら、乳の組成が著しく異なっていることがわかります。ところが、科目の異なるウマとヒトの乳の組成が似ています。このような動物種による乳組成の同異について、ベン・シャウルは子の育て方の違いを根拠に五つの型に哺乳動物を分類しています。

表 4.1　主な哺乳動物の乳組成（片岡）

動物分類区分	動　　物	乳の成分（%）					
		水分	脂肪	タンパク質	カゼイン	炭水化物	灰分
単孔目	ハリモグラ	—	9.6	12.5	7.3	0.9	—
有袋目	オポッサム	75.6	7.0	4.8	2.8	4.1	—
	アカカンガルー	80.0	3.4	4.6	2.3	6.7	1.4
食虫目	ハリネズミ	79.4	10.1	7.2	—	2.0	2.3
霊長目	チンパンジー	88.1	3.7	1.2	—	7.0	0.2
	ヒト	87.6	3.8	1.0	0.4	7.0	0.2
齧歯目	ハイイロリス	60.4	24.7	7.4	5.0	3.7	1.0
	ビーバー	75.9	11.7	8.1	6.2	2.6	1.1
	マウス	70.7	13.1	9.0	7.0	3.0	1.3
兎　目	ウサギ	67.2	18.3	13.9	—	2.1	1.8
鯨　目	シロイルカ	59.0	26.9	10.6	—	0.7	0.8
	シロナガスクジラ	42.9	42.3	10.9	7.2	1.3	1.4
食肉目	イヌ	76.5	12.9	7.9	5.8	3.1	1.2
	ヒグマ	89.0	3.2	3.6	—	4.0	0.2
	カワウソ	62.0	24.0	11.0	—	0.1	0.8
	アシカ	47.3	36.5	13.8	—	0.0	0.6
長鼻目	インドゾウ	78.1	11.6	4.9	1.9	4.7	0.7
奇蹄目	ウマ	98.8	1.9	2.5	1.3	6.2	0.5
	クロサイ	91.9	0.0	1.4	1.1	6.1	0.3
偶蹄目	ブタ	81.2	6.8	4.8	2.8	5.5	—
	ニホンシカ	65.9	19.0	12.4	—	3.4	1.4
	トムソンガゼル	65.8	19.6	10.5	—	2.7	1.4
	インパラ	64.7	20.4	10.8	—	2.4	1.4
	ウシ	87.3	3.7	3.4	2.8	4.8	0.7

Ⅰ型は有袋類やヒグマのように冬眠中に子を産む動物です。子は絶えず母親に抱かれて乳を吸います。乳は比較的薄いのが特徴です。Ⅱ型はチンパンジー、ヒト、ブタのように、子がかなり成熟した状態で生まれ、親が子と共に行動しながら頻繁に授乳します。乳は脂肪分が少なく、比較的薄いのが特徴です。Ⅲ型はニホンシカ、トムソンガゼル、インパラといった偶蹄目で、子を隠れ場所に残し、親が時々授乳に戻る動物で、乳は非常に濃厚で、特に脂肪分が多いのが特徴です。また、Ⅳ型はリス、マウス、ウサギ、イヌのように子がかなり未熟な状態で生まれて長い間巣にとどまり、授乳が親の都合に左右されがちな動物で、乳が濃いのが特徴です。Ⅴ型はシロイルカ、シロナガスクジラのように多くの時間を水中で過ごす水生動物で、著しく脂肪分が多くて濃厚なのが特徴です。

乳は動物の子にとって最適な食物であるとよくいわれますが、その根拠として、子の発育にとって必要な栄養素の供給源として、また免疫物質伝達の媒体として、あるいは腸内細菌の生育のための栄養素の供給源としての価値を乳が保持していることがあげられます。

冒頭でもふれたように、哺乳動物の種類は十九目、約四〇〇〇種であり、そのほとんどについて乳組成が明らかにされています。そしてそれぞれの乳の成分は子の成長速度とも関係をもっています。

図４・１は山本隆次郎博士の著書から引用したもので、主な哺乳動物の子の、生まれたときの体

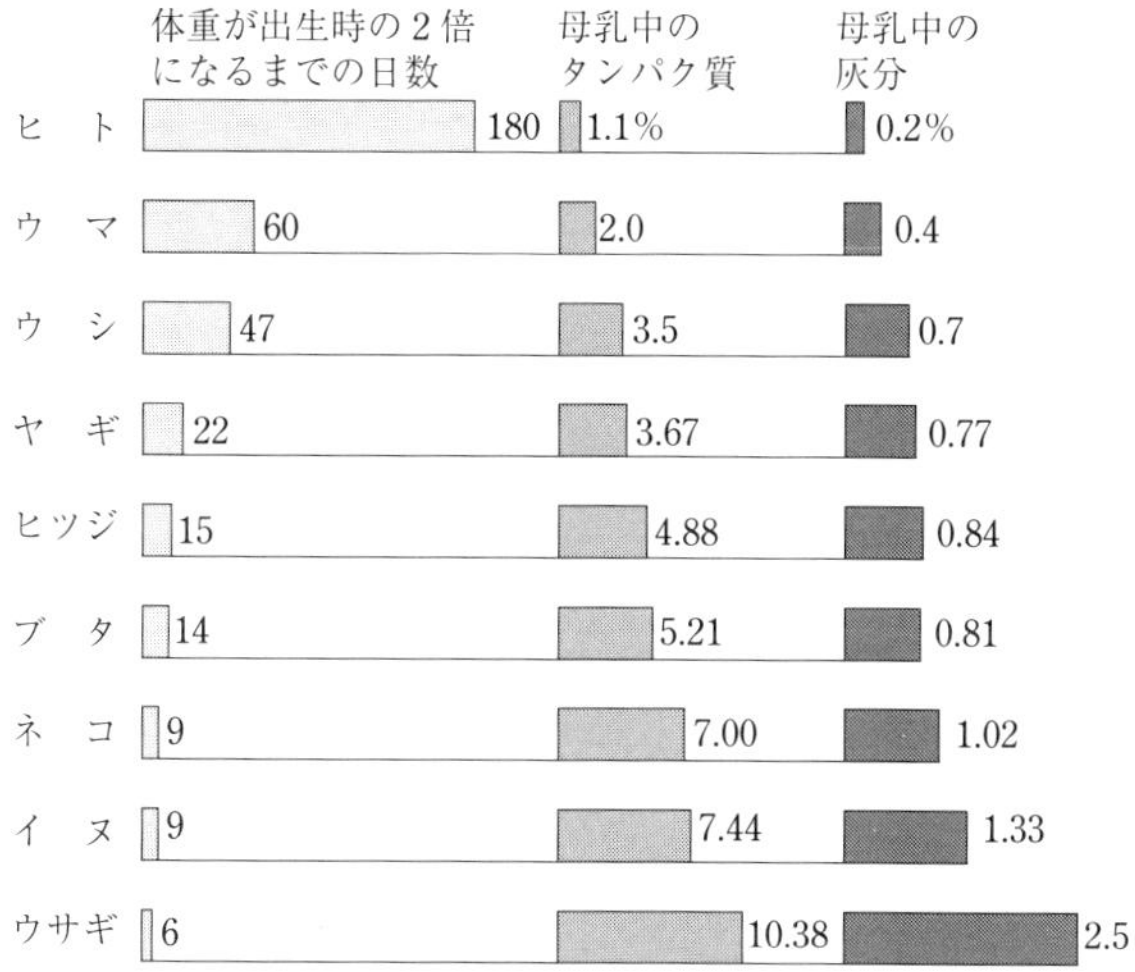

図 4.1　乳タンパク質と子の成長（山本）

重が二倍になるまでの日数を示しています。その日数が長いものは、乳タンパク質および灰分の含量が少なく、逆にウサギのようにその日数が短い場合は、乳タンパク質と灰分が多いことが理解されます。

また、ベルトハルトの研究によると、乳の全カロリーに占めるタンパク質のカロリーの比率（%）と、子の体重が生まれたときの二倍になる日数との間には相関関係のあることがわかっています。図4・2に示すとおり、横軸に全カロリーに占めるタンパク質の比率を等間隔で日盛をとった場合、多くの動物が一本の直線上にのってくることが示され、体重増加と全カロリーに占めるタンパク質含量との間には正の相関関係があることが理解されます。

動物種が異なると乳の組成も大きく異なります

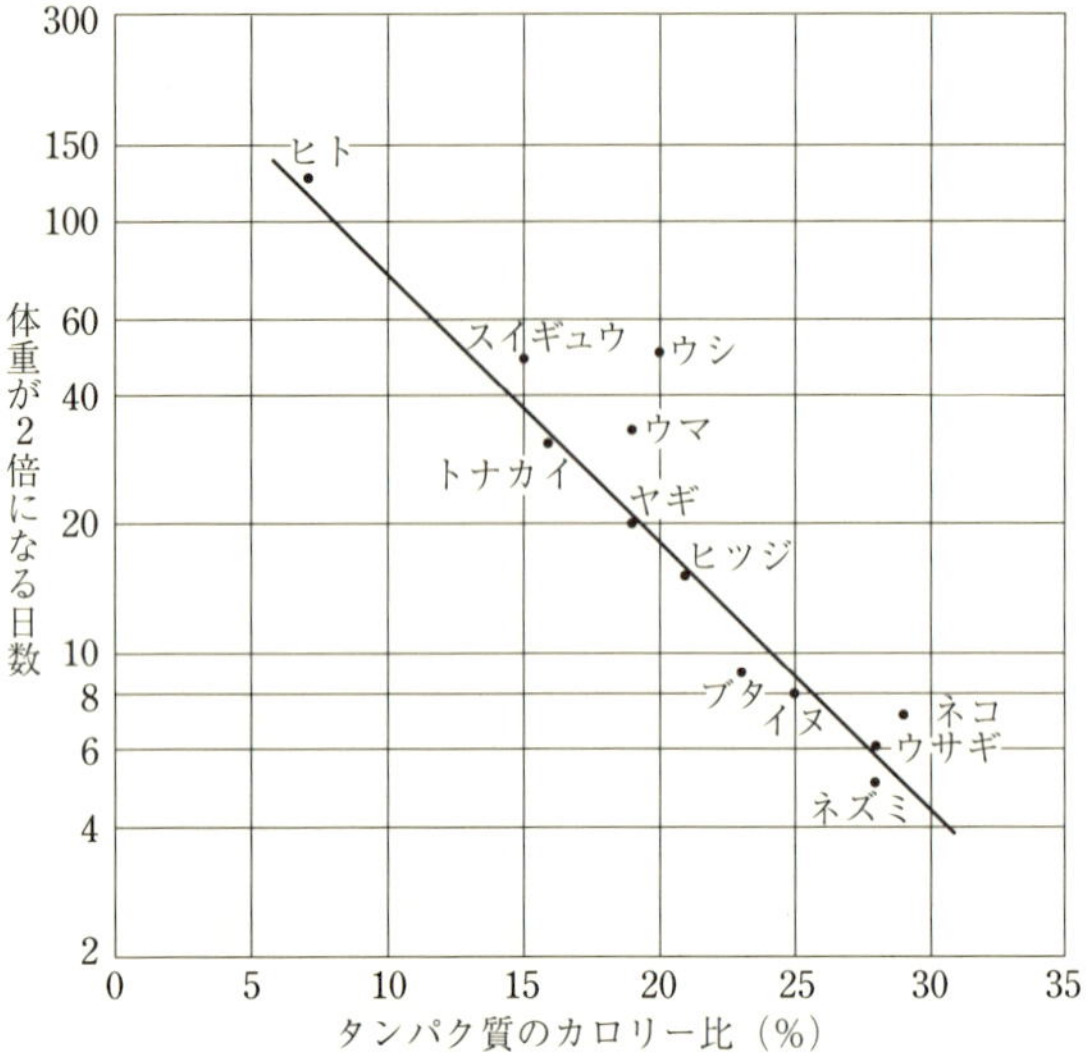

図 4.2　子の成長と乳中のタンパク質と灰分含量との関係（Bernhart）

が、共通しているのはすべての乳は白色を呈していることです。本来、自然光がある物質に当たったとき、光がその物質を透過せず、その全部、またはほとんどが反射した場合、その物体は白色に見えるのです。乳が白く見えるのは、乳の中にそうした性質をもった物質が存在するからです。その物質とはカゼインミセルに他なりません。カゼインミセルはカゼインを形成する微小成分であり、球状をなし、その直径は、一二〇～一八〇ナノメートル（一ナノメートルは一〇億分の一メートル）です（図4・3）。膨大な数のカゼインミセルが集合して乳の中に懸濁しており、光は複雑に反射を繰り返し、総体的に白色に見えるわけです。まさに、乳は天恵の白い食物というこ

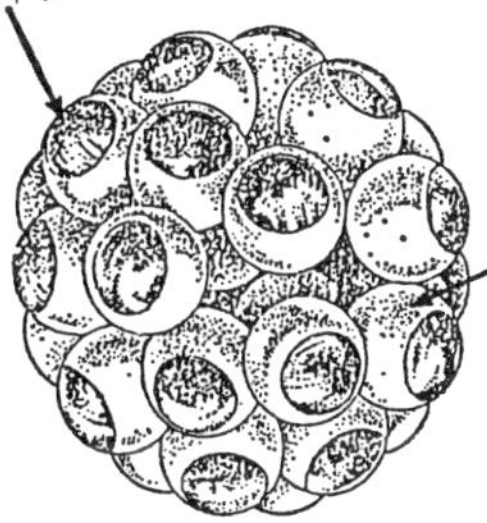

図 4.3　スラタリーとエヴァードのカゼインミセルのモデル

とができます。

乳の組成が動物によって異なることを繰り返し述べてきました。種特異性ともいうべき乳の組成はその子の成長に好ましい成分を有していることを意味するものです。しかし、成長の適切性を体重の増加量だけで評価することは、乳のもつ本来の生物学的合目性を逸脱した考え方であると主張する研究者もいます。例えば、人工栄養で育てられる赤ちゃんは母乳栄養で育てられる赤ちゃんに比べて空腹状態におかれる時間が短いといわれています。結果的に人工栄養によって育てられる赤ちゃんの成長速度は速くなり、体重増加が母乳栄養児に比べて高くなることがしばしば指摘されています。人工栄養が悪いといっているのではありませんが、多少空腹の時間が長くても母乳栄養だけで赤ちゃんの体重をゆっくりと増加させていくことのほうが生物学的にみて本来的な育て方ではないかという主張に納得できる感じがします。また、それが生物学的にどのような意味をもっているのかということを考えることは大変興味のあるところです。残念ながら、今のところそれを完全に説明付ける知見は得られていません。

2　牛乳と母乳の違い

あらゆる食物の中で、最初から食べられるために存在しているものは乳のみです。野菜だって本来は人間や動物に食べられるために存在しているのではなく、それぞれの野菜は花を咲かせ、やがて子孫を殖やすために種子をつけ存続しているわけです。魚だって、食肉だって同じです。それらは各々生物的意味をもってこの地球上に存在しているのです。その意味で、牛乳や母乳（人乳）はそれぞれ子牛や乳児に与えるために親が分泌するものであり、それぞれの動物の種類に適合した栄養組成をもっているのも子にとって乳が天恵の食物であるからです。

さて、母乳と牛乳の違いについて説明したいと思います。母乳は牛乳に比べやや黄色味が濃く、牛乳（pH六・六）よりもややアルカリ側（pH七・二付近）にありますが、緩衝力（酸やアルカリの添加によるpHの変化に抗する力）は牛乳よりも弱く、酸によって凝固されやすい性質を有しています。それは母乳は牛乳とはかなり異なった成分組成をもっているためであり、図4・4に示すように、牛乳に比べて糖質（乳糖）が多く、灰分、タンパク質は少なく、また脂質は同程度であることが理解されます。

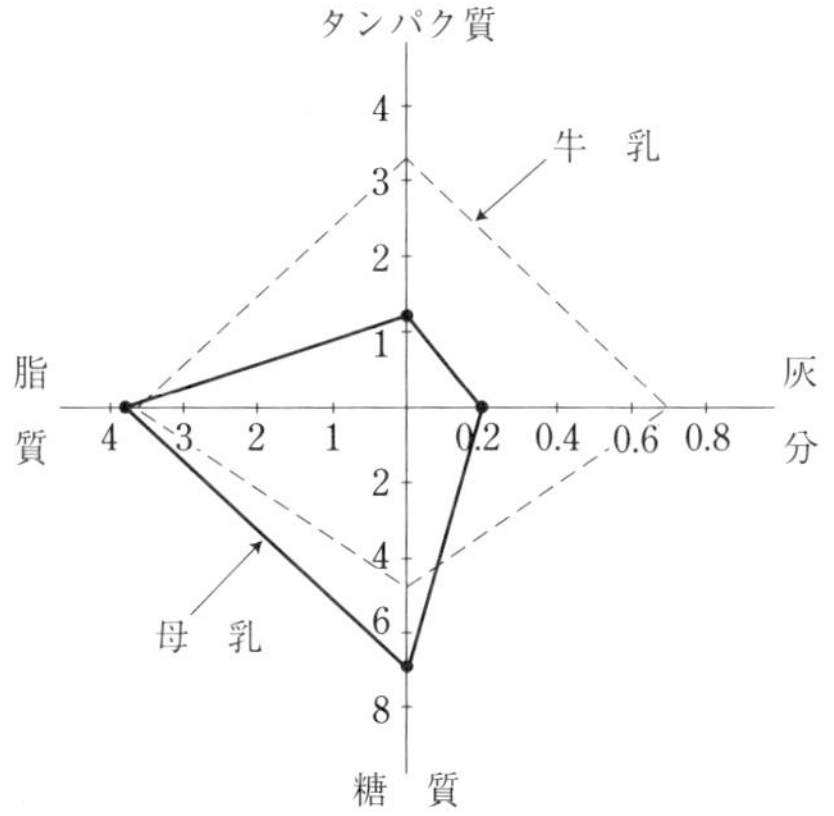

図 4.4　母乳と牛乳の成分組成の違い（小畑）

乳のタンパク質はカゼインと乳清タンパク質とに分けられますが、母乳ではカゼインが全タンパク質の約三三%を占めているのに対し、牛乳では約八八%も占めています。また牛乳中にはカゼインが非常にたくさん含まれ、かつカゼインミセルの大きさが母乳のそれに比べて大きいのが特徴です。さらに、牛乳には灰分が多く含まれているため、酸を加えることによってできるタンパク質の凝固物（カードといいます）が硬いのが特徴ですが、母乳はソフトカードを形成し、乳幼児にとって消化、吸収されやすい形態をなしています。

一方、牛乳の乳清タンパク質にはα-ラクトアルブミン、ラクトフェリン、β-ラクトグロブリン、リゾチーム、血清アルブミン、免疫グロブリンなどが含まれていますが、母乳はβ-ラクトグロブリンが欠除しています。このうち、α-ラクトアルブミンは乳清タンパク質の約五〇%を占め、母乳の乳清タンパク質を代表するタンパク質になっています。ラクトフェリンは鉄分を含んだ赤色のタンパク質で、強い抗菌性をもっています。母乳には一〇〇ミリリットル当たり〇・一七グラム含まれていて、乳幼児に対する鉄分の供給源であるばかりでなく、病原菌による感染を防いでいます。

タンパク質を構成しているのがアミノ酸ですが、カゼインと乳清タンパク質のアミノ酸を総合的にみた場合、母乳にはロイシン、トリプトファン、アルギニン、アラニン、アスパラギン酸およびグリシンの含量が牛乳よりも多いのが特徴です。

脂質は量的には母乳も牛乳も同じ程度含まれています。しかし、脂質の中味には大きな違いがあります。母乳にはコレステロール、レシチンが多く含まれ、低級脂肪酸は少なく、高級不飽和脂肪酸が多いのが特徴です。

糖質については母乳も牛乳も乳糖が代表的な糖です。母乳には乳幼児の腸内細菌叢で大切な役割を担うビフィズス菌を優先的に増殖させる機能をもつ少糖類が含まれています。

最後に牛乳と母乳の灰分組成の違いについて説明します。すでに触れたように、牛乳中の灰分含量は多く、母乳の三・五倍含まれています。各ミネラルについてみると、牛乳は母乳よりもカルシウムが約四倍、マグネシウムが約三倍、カリウムが約四倍、塩素が約二・三倍、リンが六・四倍も多く含まれています（図4・5）。カルシウムとリンについては母乳と牛乳で含量の違いばかりではなく、乳中の分布状態も大きく異なっています。ナトリウム、カリウムおよび塩素はどちらの乳でも

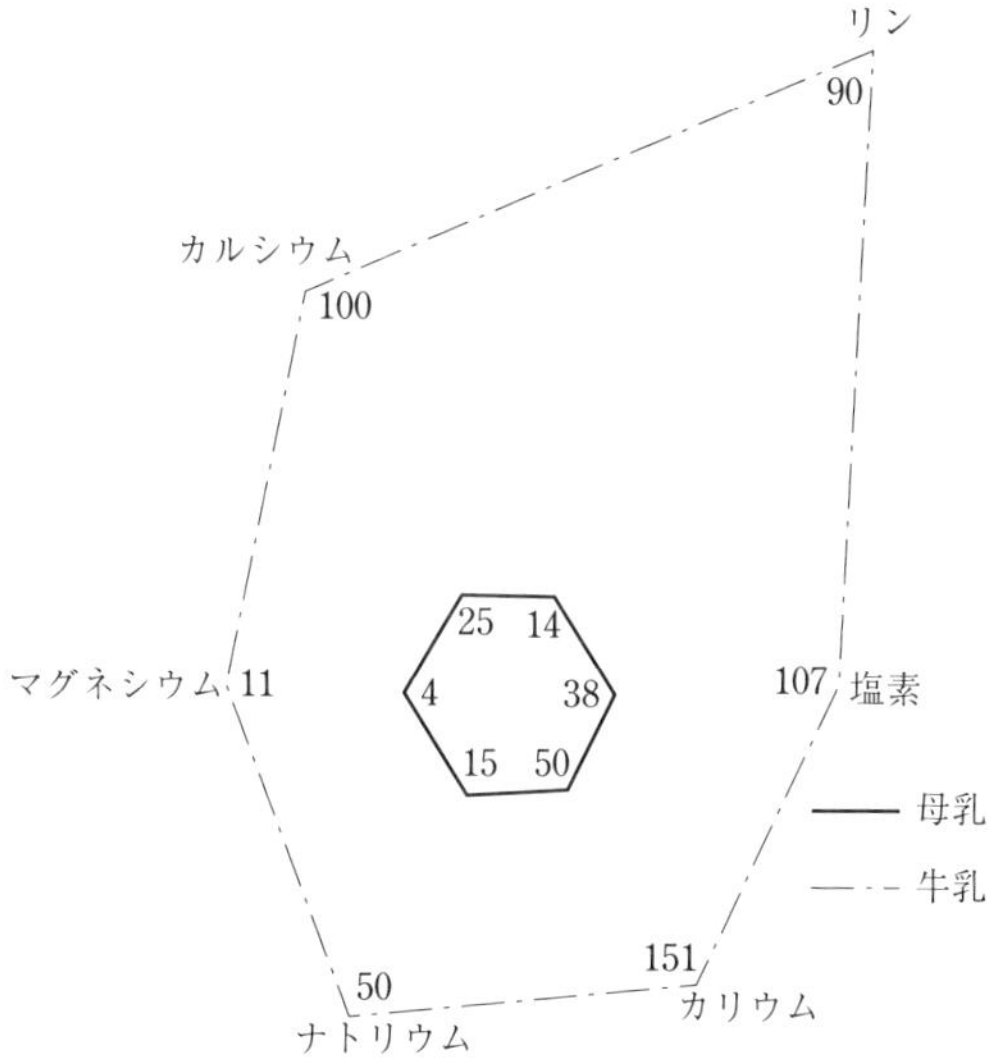

図 4.5　母乳と牛乳のミネラル組成の違い（小畑）

イオンの状態で存在し、両方の乳でマグネシウムは二〇～三〇%がカゼインと結合した状態で存在しています。母乳中のカルシウムの大部分は水に溶けて存在していますが、牛乳中のカルシウムはその約七〇%が水に溶けず、リン酸カルシウムのようなコロイド状およびカゼインと結合した状態で存在しています。リンについても同様で、母乳では約八〇%が水に溶けた状態で存在していますが、牛乳では約五〇%がリン酸カルシウムのようなコロイド状およびカゼインと結合した状態で存在しています。なお、重金属である銅や亜鉛は母乳のほうが多いことも注目される特徴です。

母乳と牛乳の違いの主な点を説明してきましたが、母乳の分泌量が少ないお母さんをもつ赤ちゃんのための育児用調製粉乳は、組成だけではなく、品質面においても、赤ちゃんの健やかな成長はいうまでもなく、安全面を十分に考えて、細心の注意のもとにつくられなければなりません。その作業は実はとても難しいことなのですが、母乳と牛乳の細部についての分析と、各成分の適切な組み合わせを必要とし、そのための見事な製造技術が確立されており、安心して赤ちゃんに与えられるようにつくられています。

3　牛乳のタンパク質の特徴は？

牛乳のタンパク質はカゼインと乳清タンパク質とに大別できることをすでに述べました。カゼインと乳清タンパク質を構成しているのがアミノ酸です。アミノ酸は私たちの身体をつくるうえで極めて大切な栄養素で、約二十種類が知られています（表４・２）。牛乳のタンパク質には主なものとして十八種類ほどのアミノ酸が含まれています。しかし、私たちの体内ですべてのアミノ酸が合成されているわけではありません。体内でつくることのできないアミノ酸は食物から摂取しなければならないのです。そのような、体内では合成することができないアミノ酸を必須アミノ酸といいます。ヒトの場合、表４・２に＊で示したように、イソロイシン、ロイシン、リジン、メチオニン、フェニルアラニン、スレオニン、トリプトファン、バリンの８種類が必須アミノ酸です。ただし、

表 4.2　アミノ酸の種類（森田）

（窒素 1g 当たりの mg 数）

アミノ酸	母乳			牛乳
	①	②	③	①
イソロイシン*	300	374	298	340
ロイシン*	580	667	567	620
リジン*	380	421	388	520
メチオニン*	88	92	81	170
シスチン	140	118	140	57
フェニルアラニン*	250	240	220	300
チロシン	230	249	232	240
スレオニン*	250	269	271	260
トリプトファン*	85	122	92	83
バリン*	330	364	268	410
ヒスチジン	150	150	146	180
アルギニン	180	223	200	210
アラニン	210	247	222	210
アスパラギン酸	500	551	535	500
グルタミン酸	990	1 066	968	1 200
グリシン	130	150	135	120
プロリン	530	605	492	610
セリン	240	261	266	300

＊ 必須アミノ酸
① 改訂日本食品アミノ酸組成表（科学技術庁資源調査会）（1986）
② 米久保ら（1989）　③ 井戸田ら（1991）

シスチンがメチオニンを、チロシンがフェニルアラニンを栄養的にかなり代替でき、またシスチンとメチオニンは構成元素にイオウ（硫黄）を含んでいることから両者を含硫アミノ酸と呼んでいます。

牛乳のタンパク質には私たちにとって必須であるアミノ酸が全部含まれており、シスチンとメチオニンといった含硫アミノ酸の量が低く、リジンの量が多いのが特徴です。かつ、牛乳中に含まれる必須アミノ酸

表4.3　成人における必須アミノ酸量（FAO/WHO）

必須アミノ酸	最少必要量（g/日）
トリプトファン	0.25
フェニルアラニン＋チロシン	1.1
ロイシン	1.1
イソロイシン	0.7
スレオニン	0.5
メチオニン＋システイン	1.1
リジン	0.8
バリン	0.8

はヒトにとって極めて良いバランスで含まれているのも特徴です。良いバランスとは、必須アミノ酸の必要量のバランスが良好であることを意味するものです。つまり、アミノ酸のバランスは一日の必要量の数値に基づいており、その数値をアミノ酸パターンと呼んでいます。WHO（世界保健機構）のエネルギー・タンパク質必要専門委員会から提唱されたヒトの必須アミノ酸の暫定必要量（一日当たりの必要グラム数）は表4・3に示すように、トリプトファン、フェニルアラニン＋チロシン、ロイシン、イソロイシン、スレオニン、メチオニン＋システイン、リジン、バリンでそれぞれ、〇・二五、一・一、一・一、〇・七、〇・五、一・一、〇・八、〇・八の値になっています。これらの値をそれぞれ一〇〇とし（図4・6A）、牛乳に含まれる前記アミノ酸の比率（%）を求めると、図4・6Bに示すとおり含硫アミノ酸を除き、牛乳はすべてのアミノ酸で暫定アミノ酸パターンを上回っていることが認められます。したがって、牛乳のタンパク質は人間にとって非常に重要な栄養源になり得ることが理解できるのです。

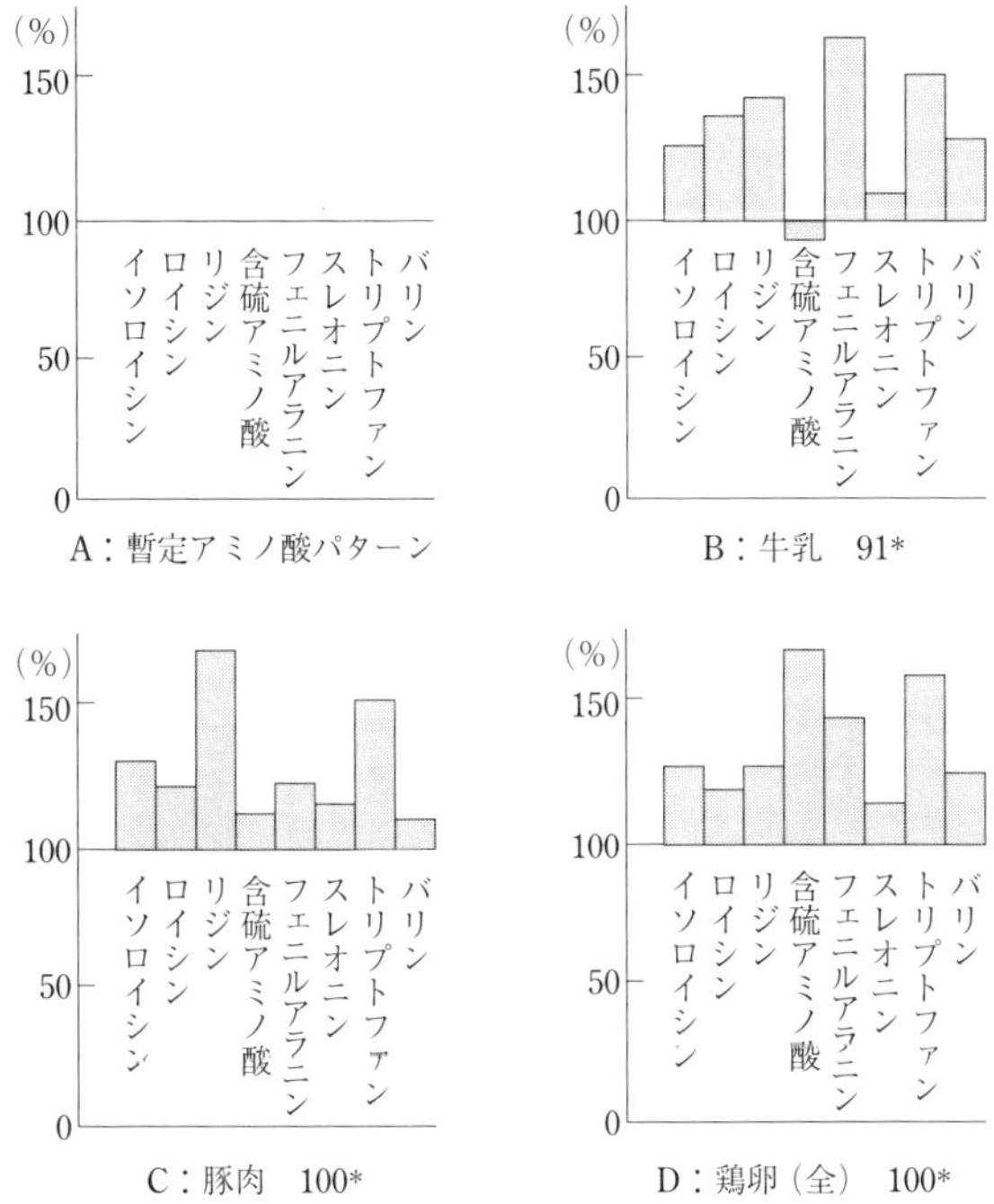

図 4.6　暫定アミノ酸パターン
（＊の数値はそれぞれの生物価）

暫定アミノ酸パターンと比較してみた牛乳の栄養価値は非常に優れていることを述べてきましたが、必須アミノ酸をはじめとするアミノ酸の大部分は、牛乳中ではカゼインや乳清タンパク質を構成するアミノ酸として存在しています。

タンパク質の利用性に関する評価方法として生物価があります。生物価とは食物中の一〇〇グラムのタンパク質によって置き換えることのできる成人の体重グラム数をいい、全卵のタン

表 4.4　白ネズミに対する牛乳の生物価

タンパク質	生物価	タンパク質効率
牛　　乳	91	3.1
カゼイン	77	2.9
α-ラクトアルブミン	104	3.6
牛　　肉	80	2.9
鶏　　卵	100	3.8

パク質の生物値を一〇〇と定めて、その有効性を評価するものです。したがって、タンパク質の生物価が高ければ高いほど、タンパク質必要量をより少ない量でまかなうことができることを意味しています。

表4・4に鶏卵（一〇〇）、牛乳、それに牛肉の生物価について白ネズミを用いて行った実験結果を示しました。牛乳の生物価は九一であり、鶏卵に比べてやや低いものの、乳清タンパク質であるα-ラクトアルブミンは高く、カゼインがやや低いことが理解されます。白ネズミに対するコメ、コムギ、トウモロコシのタンパク質の生物価がそれぞれ七五、六〇、三二であることから、牛乳のタンパク質の生物価が目立って高いことがわかります。ネズミでは体毛の成長に含硫アミノ酸を多く必要としますが、ネズミほどは含硫アミノ酸を必要としないヒトでは、乳清タンパク質とカゼインの生物価はほとんど同じであるとみることができます。

さらに、牛乳は、人体での消化率が九八％で牛乳のタンパク質が人間にとって極めて優れたタンパク源であることが理解されるのです。

4　乳糖の不思議

牛乳には糖質が約四・五%含まれ、その大部分が乳糖（ラクトース）です。乳糖のほかにはごく微量ですが、グルコース、ガラクトース、N-アセチルグルコサミン、N-アセチルガラクトサミンなどの糖が存在します。

乳糖は、「乳」の「糖」と記されるとおり、乳特有の糖であることが読み取れます。事実、表4・5に示すように、母乳をはじめ牛乳、山羊乳、馬乳には乳糖がそれぞれ七・〇、四・五、四・一、六・二%含まれ、イルカ、ナガスクジラなど海洋哺乳類の乳は乳糖の含量が少ないものの、それぞれ一・三、一・三%含まれています。

このように、乳糖は海洋哺乳類を除く哺乳動物の乳の糖質を代表する糖であることには間違いありませんが、自然界には乳以外にも乳糖を含んでいるものがあり、乳糖が乳のみに存在しているものでないことが指摘されています。カシ科、アカテツ科、クロウメモドキ科の植物の実にも乳糖が存在することが足立達東北大学名誉教授の著書に記載されています。

乳糖（ラクトース）にはα型とβ型の二種類があり、図4・7に示すような化学構造式をもっており、図からわかるように、グルコースとガラクトースの二つの糖が結合した糖なのです。表4・6に示すようにラクトースはスクロース（ショ糖）の約六分の一の甘さしかありませんが、牛乳のも

表 4.5　主な哺乳動物の乳中の乳糖含量

動物	乳糖(%)
ハリモグラ	0.9
カンガルー	6.7
ウサギ	2.1
テナガザル	0.7
ヒト	7.0
リス	3.7
イヌ	3.1
ネコ	4.8
アザラシ	2.6
オットセイ	0.1
ゾウ	4.7
ウマ	6.2
ブタ	5.5
ラクダ	5.1
ウシ	4.5
ヤギ	4.1
ヒツジ	4.8
ナガスグジラ	1.3
イルカ	1.3

つかすかな甘さが乳糖のそれです。

α乳糖（α-ラクトース）は結晶化温度を九三℃以下にしたときに結晶が析出する乳糖で、市販されている乳糖は全部α乳糖です。α乳糖の一〇〇ミリリットルの水に対する溶解度は一五℃で一九グラム、五〇℃で六六グラムですが、溶かしたばかりのα乳糖の水溶液に比べ、溶かしてから時間のたった水溶液の方が甘さが強くなってきます。

一方、九三℃以上で結晶化させた乳糖のことをβ乳糖といいます。β乳糖はα乳糖に比べて甘さが強いのが特徴です。しかし、甘さが強いはずのβ乳糖を水に溶かすと、α乳糖を水に溶か

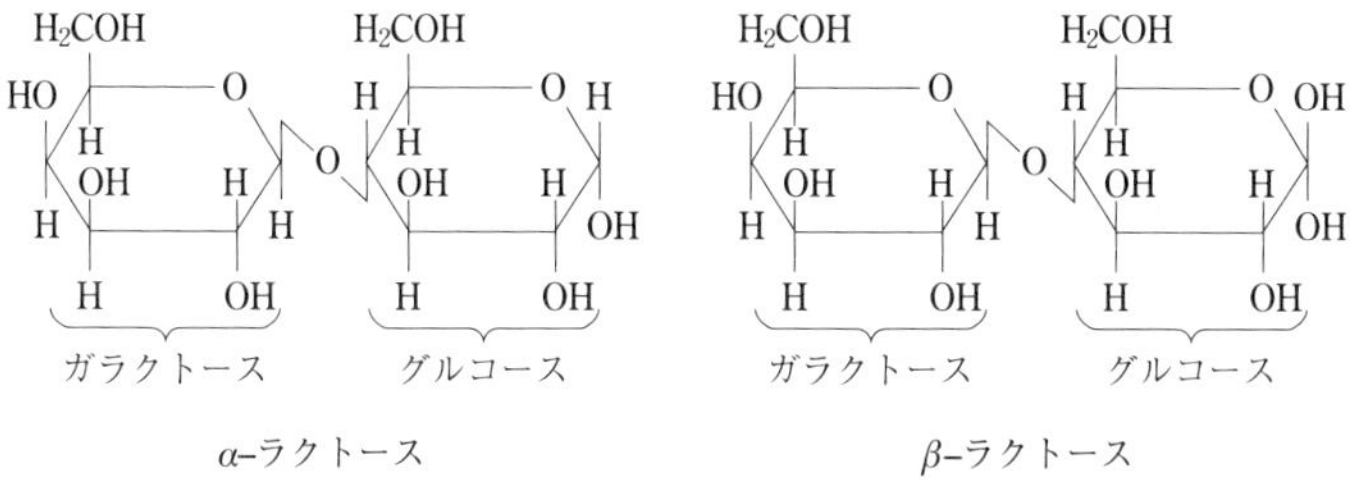

図 4.7　ラクトースの化学構造式

表 4.6　ラクトースのショ糖を 100 としたときの相対甘味度

種　類	存　在	甘 味 度
ラクトース	乳	16
グルコース	蜂蜜、果汁	73
ガラクトース	寒天に結合型のかたちで	32
フルクトース	蜂蜜、果汁	173
スクロース	砂糖きび、砂糖大根	100
マルトース	デンプンの麦芽酵素による分解物	32

天然に存在する D 型の糖の場合

したときとは逆に甘さが弱くなることが特徴です。この甘さの減少は、α乳糖とβ乳糖の物理化学的性質の違いによって起こります。具体的にいいますと、α乳糖もβ乳糖も水溶液中ではα乳糖とβ乳糖が平衡を保って存在しようとする性質をもっているからです。つまり、α乳糖を水に溶かせばβ乳糖が、β乳糖を水に溶かせばα乳糖がそれぞれ平衡に達するまで生成されるのです。前述した甘さの変化もそのためによるものです。化学構造式でほんの一部の原子配置の違いに過ぎないα型とβ型の乳糖ですが、甘さだけでなく、水に対する溶解度や結晶の形態や融点を異にする不思議さをもっています。

乳糖は乳房内の乳腺細胞内でグルコースを基質にして段階的反応を経て合成されます。この段階的反応における最後の反応を触媒する酵素を、ラクトース合成酵素と呼んでいます。この酵素は二つのタンパク質から構成され、分子量の大きい成分をA-タンパク質、分子量の小さい成分をB-タンパク質といいます。A-タンパク質はガラクトシルトランスフェラーゼと呼ばれる酵素タンパク質であり、B-タンパク質は牛乳の代表的な乳清タンパク質であるα-ラクトアルブミンそのものです。そして、牛乳の中に四・五%含まれている乳糖は、α-ラクトアルブミンがなければ乳腺内で合成されない糖なのです。

牛乳に限らず、多くの哺乳動物の乳に乳糖が存在することの生物学的意義の一つにはエネルギー源としての意味があります。つまり、乳糖は消化管に入ると加水分解を受けてガラクトースとグルコースになり、それらは腸管から吸収されて様々な代謝産物をつくりながらATP（アデノシン三リン酸）と呼ばれるエネルギーに変えられていきます。また、代謝産物による様々な有機酸の生成も見逃せません。有機酸は便を酸性に傾かせて腸の蠕動《ぜんどう》を活発にしたり、有害菌の増殖を抑制して腸の健康に大きく貢献するからです。

さらに、乳糖の一部はオリゴ糖と呼ばれる糖に変えられ腸内細菌叢の栄養源としても利用されます。とりわけ、有用腸内細菌叢の増殖に対するオリゴ糖の役割は大きく、宿主の健康に対して大きな働きをしています。また、牛乳には一〇〇ミリリットル当たり一一〇ミリグラムものカルシウムが含まれていますが、その豊富なカルシウムの吸収に乳糖が促進的に作用することも明らかにされています。牛乳に限らず、すべての乳はその動物の子が成長するうえで理にかなった食物の典型とみなすことができます。

5　牛乳の脂肪と上手につきあおう

脂肪はタンパク質や糖質の約二倍のカロリーを有しており、栄養学の視点からみるとエネルギー源として受けとめられています。

日本で生産される牛乳（原料乳）の脂肪含有率は平均して三・八〜四・五％ほどあり、世界的にみて高いレベルにあります。牛乳中の脂肪は、直径およそ一〜八マイクロメートルの球体（脂肪球、図4・8）として牛乳一ミリリットル中に一〇億〜四〇億個もの数で存在しています。したがって、乳固形分の約三〇〜三六％を脂肪が占めていることになります。

牛乳搾乳直後では牛乳自体の温度は乳牛の体温と等しく、脂肪球内に閉じ込められている脂肪は液状、つまり「油」の状態を呈しています。しかし、搾乳後、牛乳が四〜五℃に冷却されると、乳脂肪は固化状、つまり「脂」の状態となり、脂肪球は長球形の球体になってきます。この状態は、図4・8に示した脂肪球膜自体の安定性を悪くし、ちょっとした衝撃で脂肪球膜は破れやすくなり

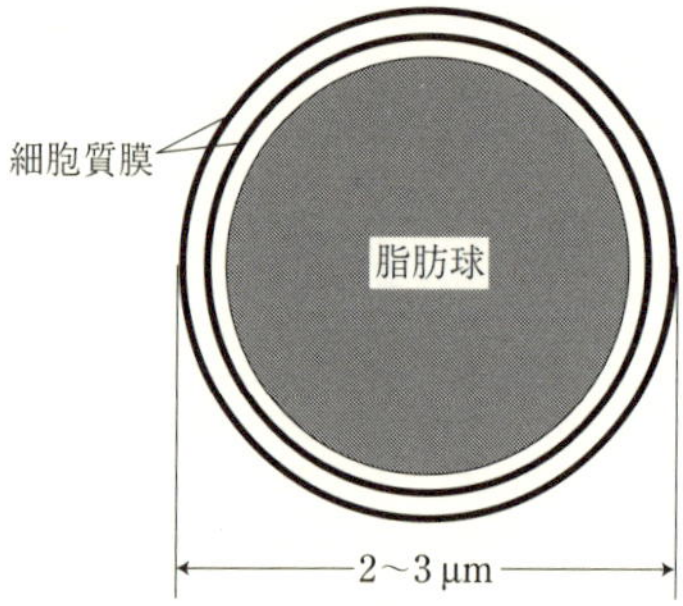

図 4.8　牛乳中の脂肪球の構造（足立）

ます。脂肪球膜が破れると、脂肪が裸状態になり細菌等が産生するリパーゼ（脂肪分解酵素）の作用を受けやすくなり、脂肪の加水分解による乳質の劣化を引き起こす危険性が増してきます。そのため、搾乳された牛乳を工場に輸送する際に、そのような事態が起こらないためにできるだけ牛乳に振動を与えないよう細心の注意が払われています。

ところで、乳脂肪は表4・7に示すような化学組成をもっており、脂肪酸とグリセリドが主成分です。グリセリドにはトリグリセリド、ジグリセリド、モノグリセリドがありますが、トリグリセリドが断然多いのが他の乳とは違うところです。トリグリセリドを構成する脂肪酸は炭素数が四～二〇のものがほとんどであり、飽和脂肪酸ではパルミチン酸がもっとも多く、不飽和脂肪酸では炭素数が一〇以上の脂肪酸によって占められています。中でもオレイン酸は乳脂肪の代表的な不飽和脂肪酸です。乳脂肪のグリセリドを構成するこれら脂肪酸の組成はヒトなどの非反すう動物とは異なり、飼料の脂肪酸組成にはさほど影響を受けにくいの

表 4.7　乳脂肪の化学組成

脂　　質	重　　量　%	全乳 100g 当たりの含量
トリグリセリド	97〜98	3.24〜3.27g
ジグリセリド	0.28〜0.59	0.001〜0.002g
モノグリセリド	0.016〜0.038	0.53〜1.27g
ケト酸グリセリド	0.85〜1.28	28.4〜42.75mg
ケトングリセリド	0.03〜0.13	1.0〜4.3mg
水酸化グリセリド	0.6〜0.78	20.0〜26.05mg
乳腺グリセリド	0.06	2.0mg
中性グリセリルエーテル	0.016〜0.02	0.53〜0.67mg
中性プラスマローゲン	0.04	1.34mg
遊離脂肪酸	0.1〜0.44	3.34〜14.7mg
リン脂質	0.8〜1.0	26.7〜33.4mg
スフィンゴリピド	0.06	2.0mg
ステロール	0.22〜0.41	4.35〜13.69mg
コレステロール	0.419	14mg
スクワレン	0.007	0.2338mg
カロチノイド	0.007〜0.009	0.0233〜0.0301mg
ビタミンA	0.0004〜0.0009	126IU(31RE)
ビタミンD	痕跡量(8.5−21×10^{-7})	1.1356〜2.8056IU
ビタミンE	0.0024	0.080mg
ビタミンK	0.0001	0.034

が特徴です。表4・8に乳脂肪の脂肪酸組成を示しました。

リン脂質は主要複合脂質として牛乳中に〇・〇三四%ほど含まれています。リン脂質はグリセリン、脂肪酸、リン酸、含窒素原子団からなる複合脂質です。牛乳中に含まれるリン脂質はホスファチジルエタノールアミン、ホスファチジルコリン、スフィンゴミエリンで、それぞれの牛乳の脂質中の含量は三一・八、三四・五、一五・二%です。また、牛乳中に存在するステロールのほとんどがコレステロールです。

近年、日本でも動脈硬化性疾患が増え、飽和脂肪酸やコレステロール

表 4.8　乳脂肪の脂肪酸組成

（モル%）

脂　肪　酸		食品							
		牛　乳	人　乳	ココナツ油	コーン油	大豆油	綿実油	紅花油	ピーナッツ油
飽和脂肪酸									
酪　　酸	4：0	3.6	0.4	—	—	—	—	—	—
カプロン酸	6：0	2.2	0.1	0.4	—	—	—	—	—
カプリル酸	8：0	1.1	0.3	8.0	—	—	—	—	—
カプリン酸	10：0	1.9	1.7	7.0	—	—	—	—	—
ラウリン酸	12：0	3.0	5.8	53.0	—	—	痕跡量	—	痕跡量
ミリスチン酸	14：0	11.2	8.6	16.9	痕跡量	0.5	1.1	0.3	1.4
パルミチン酸	16：0	25.2	22.6	8.5	11.8	12.2	21.1	4.0	8.3
ステアリン酸	18：0	11.9	7.7	2.0	1.9	1.2	2.3	2.0	3.1
アラキジン酸	20：0	0.2	1.0	—	—	—	—	—	—
不飽和脂肪酸									
オレイン酸	18：1	30.0	36.4	4.2	30.4	22.3	22.8	17.0	52.0
リノール酸	18：2	2.8	8.3	1～3	40～50	60.5	45～48	70～74	20～28
リノレン酸	18：3	0.5	—	痕跡量	1.2	3.1	3.4	2.7	2.8

の過剰摂取が血清コレステロール濃度の上昇を招くとする指摘から、脂肪摂取量と動脈硬化性疾患とのかかわりが問題になっています。乳脂肪には飽和脂肪酸と血清コレステロールの濃度の値を高める作用の強い中鎖脂肪酸が多く含まれ、かつコレステロールも多く含まれていることから、乳脂肪が動脈硬化性疾患と全く無縁の存在とはいい難いのは事実です。

だからといって、牛乳そのものを危険視する必要はありません。第一に牛乳を飲むと動脈硬化性疾患になるとする疫学的証明は全くありませんし、私たちが一日に飲む程度（コップで一～二杯）の牛乳がそれほど問題とも思えません。第二に一日に摂る総脂質の量に対する牛乳の脂質の比率はどうでしょうか。むしろ、一日に全部でどのくらい脂質を摂取したかを考えるべきではないでしょうか。第三に私たちは実にさまざまな食物を摂取しており、その中には悪玉コレステロールを低減化させる食材も摂取しています。第四に牛乳がもっているさまざまな優れた栄養素はもちろんのこと、乳脂肪に含まれる必須脂肪酸やビタミンA、D、E、Kのメリット、そして食物の本質でもある「おいしさ」の追求も忘れてはならないことです。

この四点について私たちは考える必要があると思いますが、肝心なことは、いくら栄養的に優れているからといって一品豪華的にそれのみを長い期間にわたり大量に摂取することは厳に戒めなければならないことであり、このことは昔からいわれてきた健康であるための最大の秘訣だと思います。数年来の国民栄養調査では日本人の脂肪の摂取の実態は、魚類を除く動物性食物：植物性食物

：魚類＝４：４：１であり、これは今のところほどよい摂り方であるとの指摘があります。

６　カルシウムと骨の関係

日本人の平均寿命が年ごとに伸び、今や世界一の長寿国となりました。このことは大変喜ばしいことですが、長寿への願いは健やかさを伴った老後を目指すものでなくてはなりません。

ところで、人間にとってカルシウムは生涯摂取し続けなければならない極めて重要なミネラルの一つです。カルシウムは私たちの骨の発達や骨の健康を維持するうえで欠かすことのできないものであり、「命の炎」ともいうべきミネラルです。骨の健康に注目すると、加齢にともなって発症率の高い病気が骨粗鬆《こつそしょうしょう》症です。骨粗鬆症とは骨量が減り、次第に骨に鬆（す）が入ったようなスカスカの状態（図４・９）になり、ちょっとした衝撃で簡単に骨折しやすくなったり、腰が曲がってくる状態をいいます。日本には男女合わせて一〇〇〇万人以上の骨粗鬆症患者がいるといわれています。骨粗鬆症は女性ホルモンに関係して女性に多く、この病気に罹患することは特に高齢者にとっては危険であるといわなければなりません。例えば、なにかの拍子で大腿骨を骨折した場合、全治するまでの期間が若者よりははるかに長く、その間ほとんど動けない状態を余儀なくさせられるからです。つまり、この状態は身体全体の運動機能や生理機能を著しく低下させ、様々な合併症を

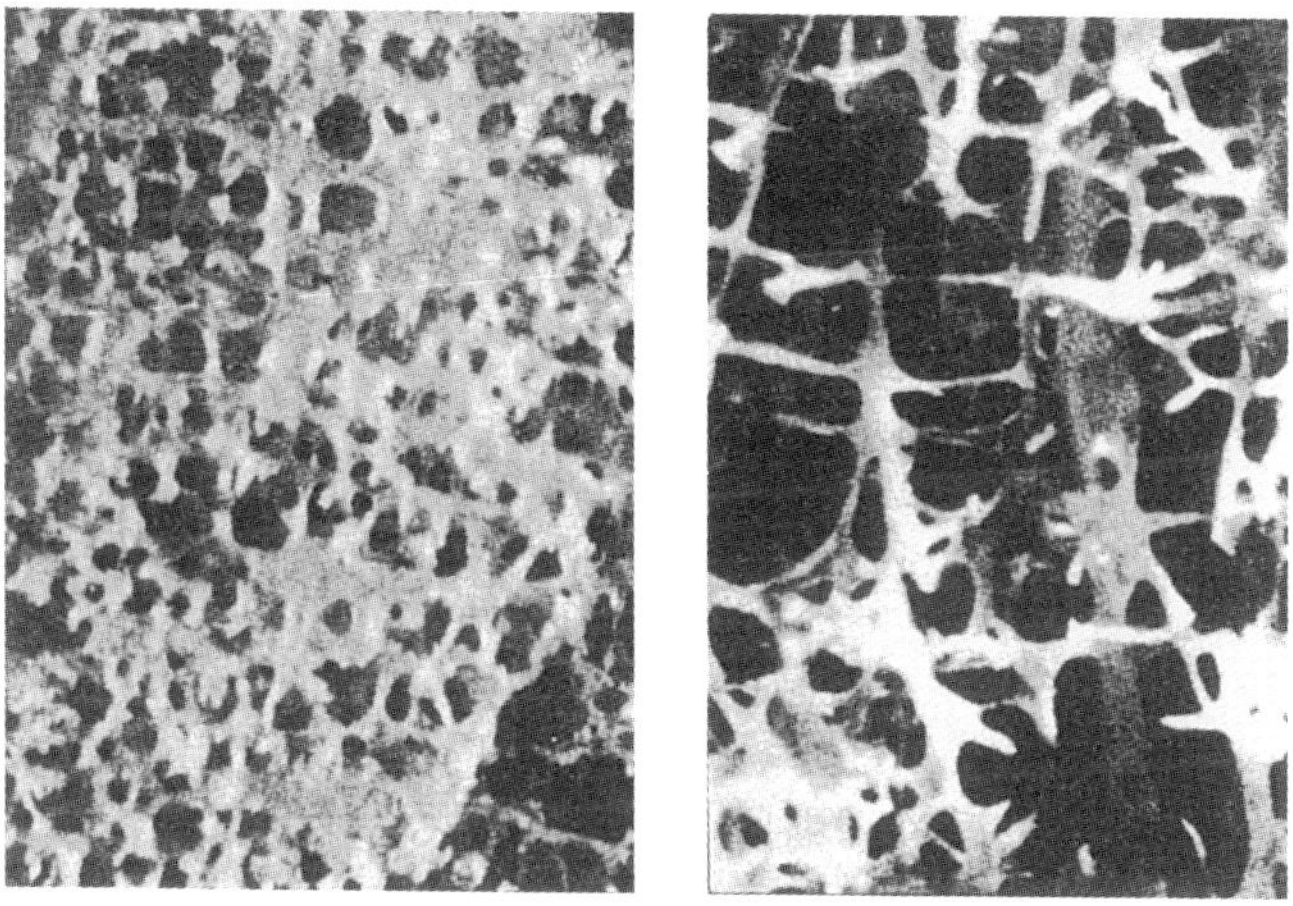

図 4.9　健康な骨(左)と骨粗鬆症に罹った骨(右)

発症させる危険に陥りやすくなります。

何度も述べてきましたように、牛乳には一〇〇ミリリットル当たり一一〇ミリグラムものカルシウムが含まれており、かつ牛乳中のカルシウムは腸管から吸収されやすい形状をしています。牛乳はカルシウムの供給源として極めて重要な食品であるといわれるゆえんです。牛乳中では大部分のカルシウムはカゼインミセルの中に存在し、ミセル性リン酸カルシウム（MCP）と呼ばれています。MCPは牛乳中に存在するカゼインの分解物であるカゼインホスフォペプチド（CPP）や、乳塩基性タンパク質（MBP）の援助をうけて腸管からスムーズに吸収されるようになっています。

女子栄養大学の上西一弘助教授らの研究は健康な女性九名を対象に、牛乳カルシウムがイワシやヒジキの中に含まれるカルシウムに比べて、腸管での吸収性がいかに優れているかを証明したものでした。同助教授らは、基本食とカルシウム（牛乳、小魚、野菜）添加食を四日間摂取させ、尿と便中のカルシウムを測定し、それぞれの食品のカルシウム吸収量を調べました。

図4・10にその結果を示しました。牛乳中のカルシウムの吸収率がイワシやヒジキ中のカルシウムに比べて良好な吸収率を示すことが良く理解されます。

ところで、年齢を重ねるごとに破骨細胞の働きにより男女とも骨密度が減少しますが、とりわけ閉経後の女性でその減少が著しいことはよく知られた事実です。食事摂取の偏りや運動不足もそれに拍車をかけることになります。年をとると、破骨細胞による骨減少のスピードに、骨芽細胞による骨形成が追いつかないときが赤信号です。おまけに、老齢期に入るとカルシウム吸収を助ける活性型ビタミンをつくる力が低下してきます。特に、女性においては、女性ホルモンであるエストロゲンが骨形成に大きな働きをしているため、閉経時期にはエストロゲンの分泌が急激に減ってきます。その結果、骨形成が抑えられ、骨のカルシウムがどんどん溶け出していくのです。また、男性においても加齢による他のホルモンの分泌低下によって骨の形成が抑制され、骨からの脱カルシウムが進行します。

加齢に伴うこのような事態をできるだけ回避するためには、若いときから努めてカルシウムの摂取に心掛ける必要があるわけです。逆に言えば、吸収されやすいカルシウムを豊富に含んでいる食

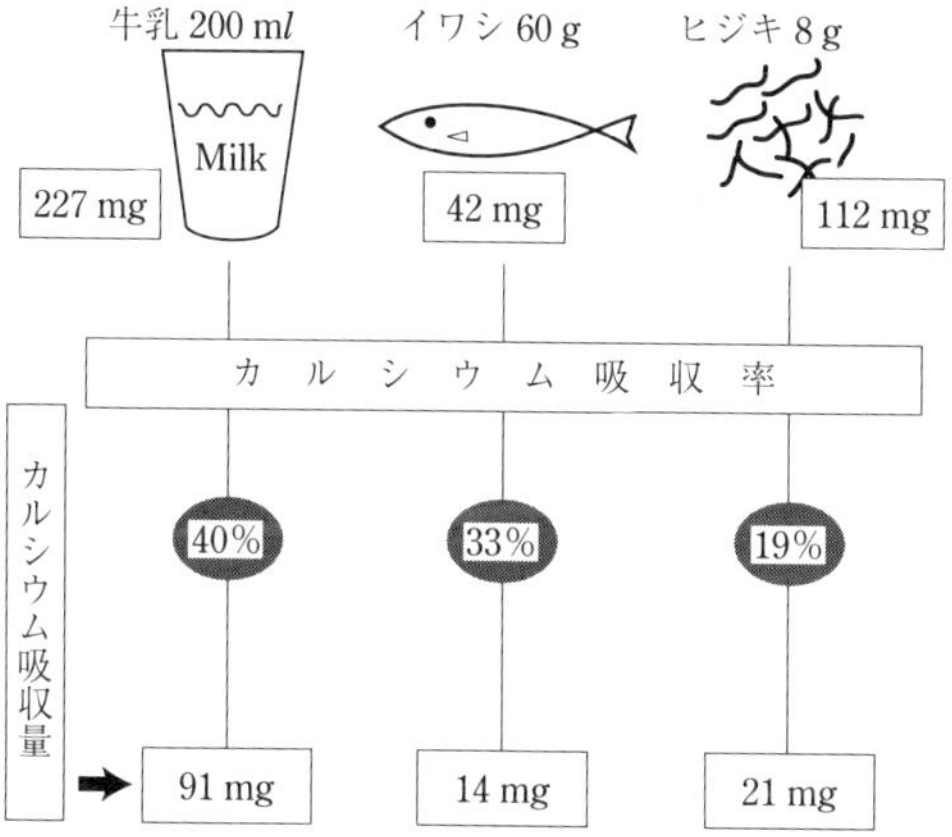

図 4.10　牛乳、イワシならびにヒジキ中のカルシウムの吸収量比較

物を日常的に食べることが、骨粗鬆症予防への最良の策であるといえるのです。その意味において牛乳はカルシウム供給源としてもっとも推奨できる食品です。当然のことながら、牛乳だけで不足がちなカルシウムを補うのではなく、色々な食物をバランスよく摂ることがカルシウムとの一番よいつきあいかたです。

飽食の時代といわれる現在、日本人が唯一不足している栄養成分はカルシウムであり、国民の健康づくり運動〝健康日本21〟における乳および乳製品の摂取目標は、成人で一人一日当たり一三〇グラムですが、二十歳以降の摂取量の平均値はそれを下回っています。日本人の乳および乳製品からのカルシウム摂取比率は二七・八％ですので、もっともっと摂取比率を伸ばして男女ともカルシウム摂取量を一日の栄養所要量である六〇〇ミリグラム以上にしたいものです。

7　牛乳はどのように加工されるのか

現在、日本で加工、販売されている牛乳や乳製品の規格は「乳等省令」によって定められており、最近大きな改正がなされました。乳業会社が生乳を加工して様々な飲用乳をつくるわけですが、飲用乳の種類は次のように規制されています。

牛　乳

成分調整を行っていないものとし、直接飲用に供する目的に限らず、加工・販売の用に供する牛の乳をいいます。

無脂肪牛乳

生乳、牛乳からすべての乳脂肪分を除去したものをいいます。

低脂肪牛乳

生乳、牛乳から乳脂肪を除去したものであって、無脂肪牛乳以外のものをいいます。低脂肪とは乳脂肪含量が〇・五～一・五％のものをいいます。

成分調整牛乳

生乳、牛乳から特定の成分を除去（これを調整といいます）したものであって、低脂肪牛乳および無脂肪牛乳以外のものをいいます。なお、調整を行った成分について表示を義務付けています。

加　工　乳

生乳、牛乳、またはこれらを原料として製造した食品を加工したものであって、直接飲用に供する目的で販売するもの（低脂肪牛乳、無脂肪牛乳、成分調整牛乳、はっ酵乳および乳酸菌飲料を除く）をいいます。

以上、五種類が製造され、市販されています。いずれも生乳もしくは乳成分を用いて加工されている点では同じです。つくりかたはそれぞれで異なってはいますが、図4・11に示すように工程の基本は同じです。主な製造過程について市販牛乳製造を例にして説明します。

〔生乳の輸送〕

各酪農家で搾乳された生乳は、低温を保ちながらタンクローリーで乳業会社に運ばれます。近年は保冷技術が進歩して長距離輸送が可能になり、乳温を上げずに北海道で生産された生乳を東京や大阪などに衛生的に運ぶことも日常的に行われています。

〔工場での受け入れ検査〕

酪農家より工場に搬入された生乳に対し、受け入れ検査と計量が行われます。受け入れ検査の主

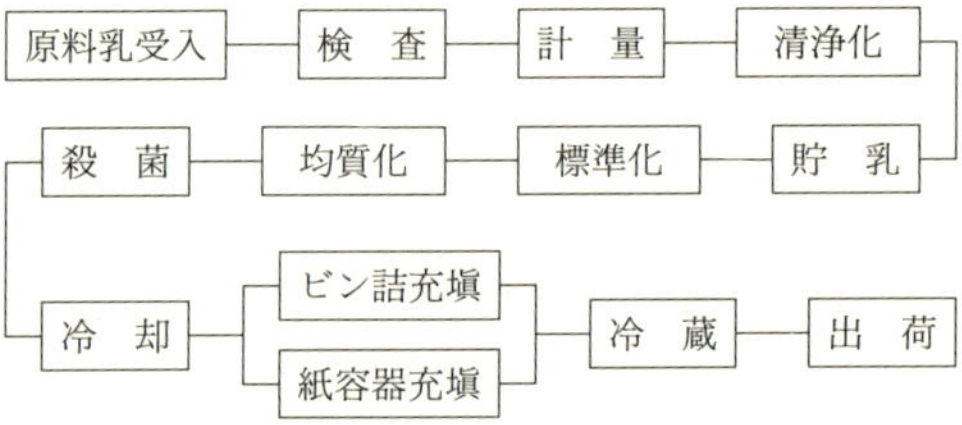

図 4.11　市販牛乳の製造工程

な項目は、外観、色沢《しきたく》、風味、乳温、比重、アルコール試験、酸度、脂肪率、塵埃《じんあい》、細菌数、無脂固形分、抗生物質、異種脂肪などについて厳密な検査がなされます。

〔清浄化〕

原料生乳中に混在する塵埃や異物を除去するために行います。

〔標準化〕

原料乳中の脂肪率や無脂固形分含量を調整して一定の比率にすることを標準化と呼んでいます。

〔均質化〕

原料乳（主にホルスタイン種）中には脂肪がおよそ三・八〜四・五％含まれており、直径一〜八マイクロメートルの脂肪球として浮遊しています。この状態で原料乳を放置すると脂肪球が浮上してしまうため、乳温を六〇℃近くまで予備加熱し、一〇〇〜一五〇キログラム／平方センチメートルの高圧下で脂肪球を細かく（直径二マイクロメートル以下に）粉砕します。この工程を均質化といい、この処理によって脂肪の浮上が防止され、また牛乳の消化性が改善されるなどの利点が生まれてきます。

〔殺菌／滅菌〕

有害な細菌類を死滅させる点で殺菌もしくは滅菌はもっとも重要な工程です。殺菌は結核菌、大腸菌、リケッチアなど食品衛生上有害とみなされる微生物を死滅させるもので、滅菌はその食品中に存在するすべての微生物を死滅させる場合をいいます。通常は殺菌が一般的な処理法になっています。

殺菌には高温殺菌と低温殺菌の二つの方法があります。前者は一〇〇℃以上の温度で、後者は一〇〇℃未満の温度で、所定時間加熱される場合をいいます。高温殺菌には表4・9に示すように直接加熱法と間接加熱法の二つの方式があります。

〔容器充塡〕

牛乳容器には回収容器と非回収容器とがあり、前者はビン容器、後者は紙容器、プラスチック容器です。紙容器は今日わが国で広く用いられており、ナイロンもしくはポリプロピレンと規定材質とを積層してつくられています。最近は、目の不自由な人への配慮から開け口がわかるように「切り欠き」（図4・12）が付けられています。

なおわが国で生産される生乳のほとんどは世界的にみて乳固形分が高く、細菌数ならびに細胞数は低く、世界のトップクラスの乳質を誇っています。

表 4.9　高温殺菌法の種類

種　類	処理方式の種類	名　　称	会社(国名)
直　接 加熱法	牛乳中に蒸気を噴射	ユーペリゼーション VTIS(Vacu-Therm Instant Sterilizer) UHT 無菌エコバッグ	Alpura-Sulzer(スイス) Alfa-Laval(スウェーデン) Cherry-Burrel(アメリカ)
	蒸気中に牛乳を噴射	ラギアール パラリゼーション CP パックヒート UHT	Laguilharre(フランス) Passch and Larsen(デンマーク) Creamery Package(アメリカ)
間　接 加熱法	プレート熱交換	APV ウルトラマチック VTS アセプチック アールボルン	APV(イギリス) Alfa-Laval(スウェーデン) Ahlborn(ドイツ)
	チューブラー熱交換	ストルクステリディール グレーブススタンボー UHT スピラサーム	Stork(オランダ) Craves-Stambaugh(アメリカ) Cherry-Burrel(アメリカ)

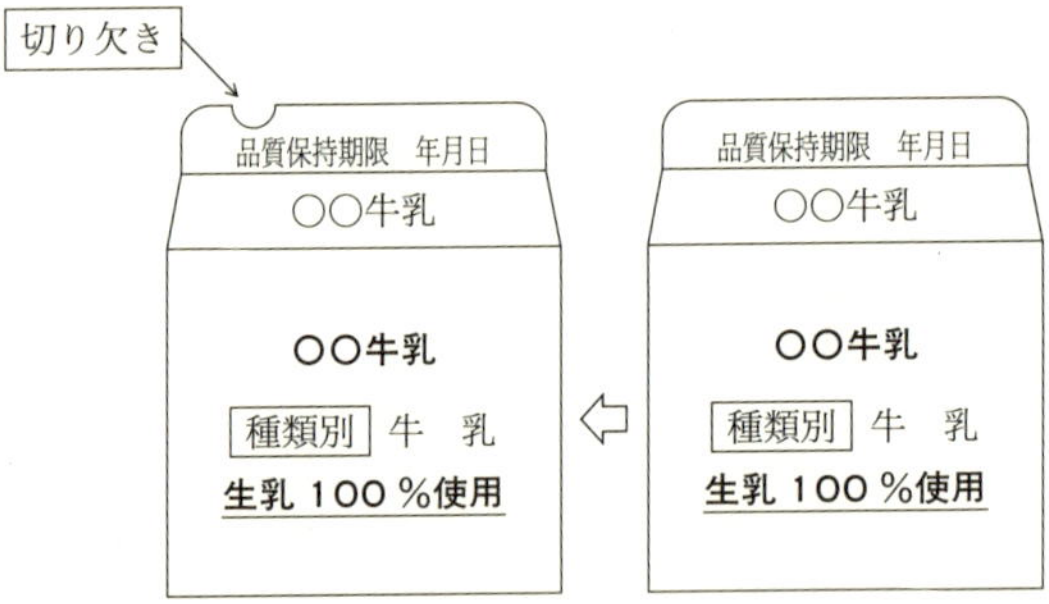

図 4.12　牛乳パックの「切り欠き」

8　狂牛病と牛乳は関係あるの？

狂牛病は正式には牛海綿状脳症（BSE: Bovine Spongiform Encephalopa-thy）といいます。一九八六年、英国に端を発したBSEはスイス、フランス、ポルトガル、ベルギーといった国々に広がりをみせ、二〇〇一年にはついに日本でもBSEが見つかったことはご存知のとおりです（図4・13）。

BSEはヒトのクロイツフェルト・ヤコブ病（CJD）や変異型クロイツフェルト・ヤコブ病（v-CJD）と同じく、プリオン病または伝達性海綿状脳症と総称される中枢神経疾患です。BSEにかかったウシの脳は空洞化し、海綿（スポンジ）状となることから、牛海綿状脳症と名付けられています。ウシがこの病気に感染すると、二～五年の潜伏期間の後発病します。行動が異常になり、運動失調といった病状を示すのが特徴です。

BSEの病原体はウイルスよりも小さい異常プリオン（ちなみに英語では「プリーオン」と発音します）です。正常なプリオンはすべての哺乳動物がもっており、神経の働きを支えているタンパク質です。正常プリオンはタンパク質構造がらせん状ですが、異常プリオンのそれは平面的な構造に変わっているのが特徴で、図4・14に示すように自動車のスプリングのようにらせん型スプリングと板型スプリングに似ています。異常プリオンの恐ろしさは、いったん異常プリオンが体内に入る

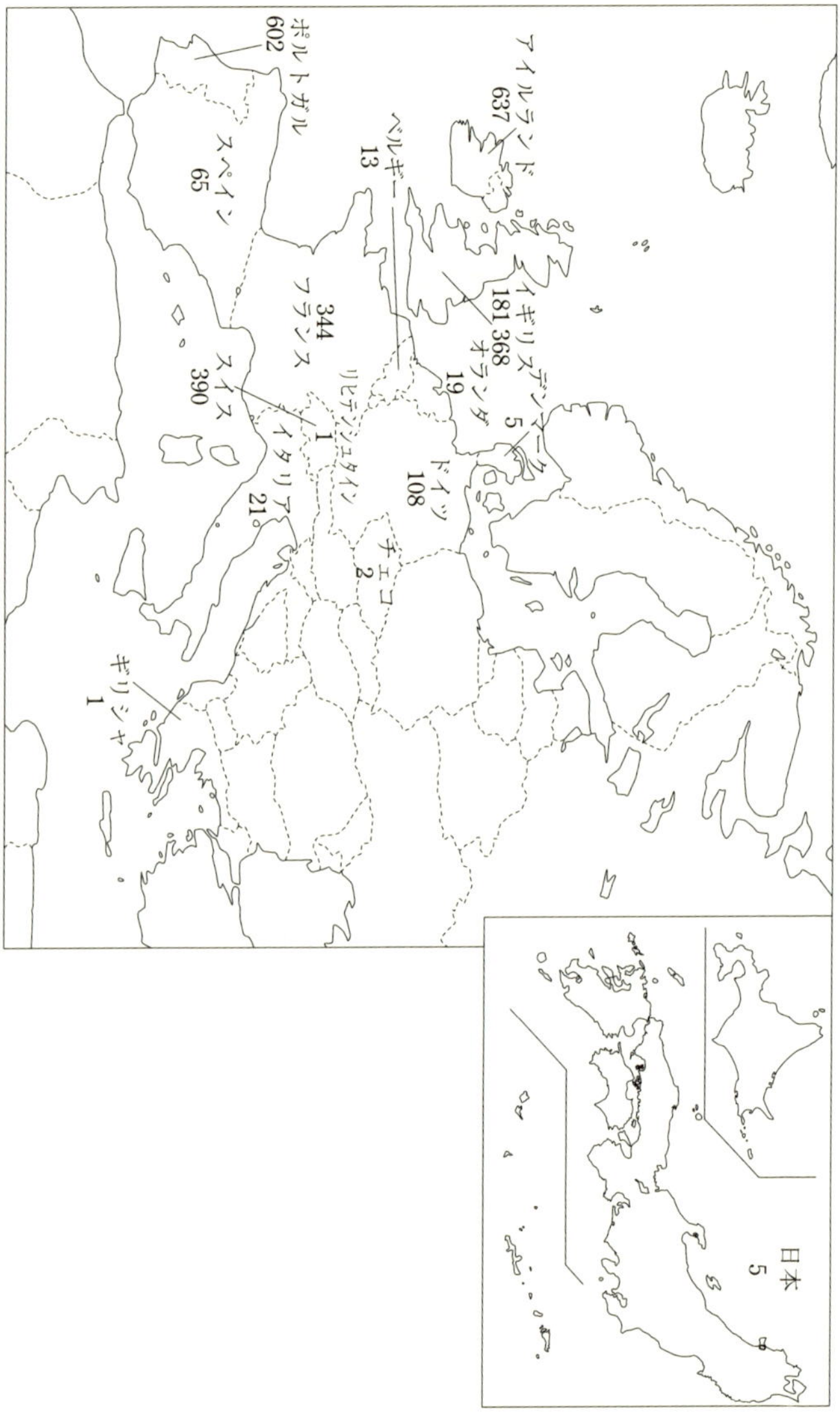

図 4.13　BSE の発生状況（平成 14 年 12 月現在）

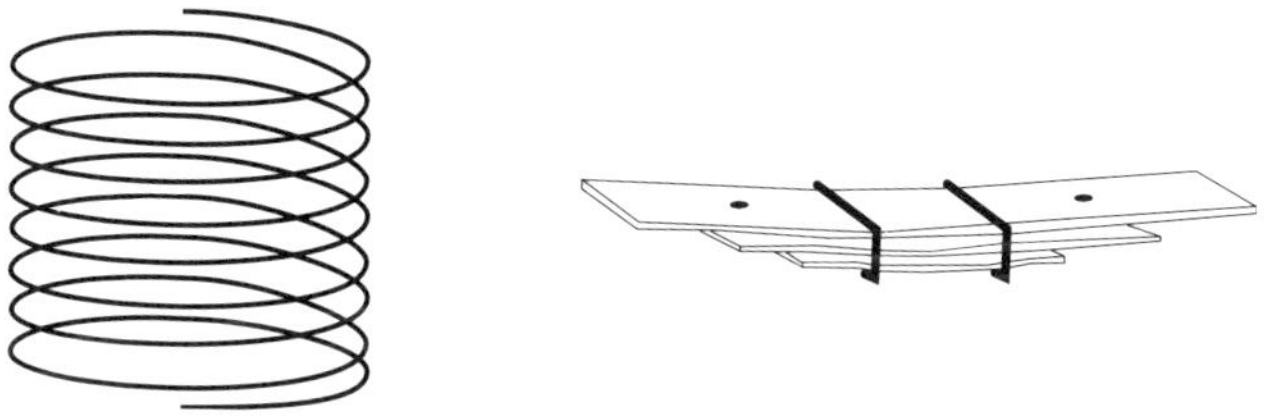

図 4.14　らせん型スプリング（左）と板型スプリング（右）

と、正常な神経細胞をことごとく板型スプリングの構造をもった異常プリオンに変えてしまうことです。

英国におけるBSEの発生数は他の国に比べて圧倒的に多く、その背景要因について多くの科学者が分析してきました。その結果、BSEの原因を解き明かす背景要因として次の三点が特に重要とされています。（i）ウシのBSEに比べてヒツジのスクレイピー病の罹患比率が大きいこと、（ii）ヒツジにおけるスクレイピー病の発症率が高いこと、（iii）乳牛に対して大量の肉骨粉が給餌されていることなどです。ヒツジのスクレイピー病とは、ヒツジに発症する海綿状脳症のことであり、やはり異常プリオンが病原体になっています。

これらのことから、BSEの発生原因については異常プリオンによって汚染した肉骨粉を飼料として与えたことが主因と考えられています。近年、飼料としてサイレージやトウモロコシを主体とする穀物を与えるかたわら、栄養サプリメントとして肉骨粉を給餌することが盛んになってきていました。特に、英国では良質ではあるもののタンパク質効率の低いサイレージを与えることが伝統的な手法でした。そのため、サイレージのタンパク質効率の低さを補うために肉骨粉をサプリメントとして与えることには必然性があったわけです。なぜならば、異常プリオン混入の問題を除けば、肉骨粉はタンパク質や脂肪含量が高く、リジン、メチオニンといった必須アミノ酸を豊富に含み、カルシウム、リンの含量も高く、さらに子牛の免疫機能を高めるなどの栄養特性をもっていたからです。不幸にして、異常プリオンをもったヒツジの肉や骨が非意図的に粉体に加工され、それをウシに給餌したことがそもそものBSEの発生原因であったと説明付けられているわけですが、本来的に草食である動物に動物起源のものを与えたのみならず、「共食い」を強いさせたことによる天罰なのかもしれません。

BSEの世界的な広がりは畜産物そのものへの不安の拡大になっていきました。果たして、日常的に私たちが口にする肉や牛乳は異常プリオンに汚染していないかどうかが消費者にとって最大の関心事となりました。現在のところ、WHO（世界保健機構）はBSEが牛乳を介してウシの間で伝達される証拠はなく、したがって、牛乳から人間への感染の危険性はないと発表しており、また英国の海綿状脳症委員会も同様の見解を発表しています。日本の農林水産省もこれらの発表を強く支持しています。つまり、BSEは牛乳とは直接的にも、間接的にも全く関係がないとする見方が世界的に成り立っています。

現在のところBSEに罹患したウシはヨーロッパ全域では激減してきており、また日本でもBSEに罹ったウシがこれ以上発生しないように、肉骨粉をウシに与えることを法律により禁止するとともに、牧場においては、飼育されているウシを一頭一頭検査し、万一BSEが疑われたウシは再検査のうえ、BSEと確定した場合には、焼却処分することになっています。さらに、異常プリオンが蓄積されるとするウシの脳、脊髄、眼、回腸遠位部はすべて除去され焼却するとともに、と畜場に搬入されたすべてのウシに対してBSEの検査を行い、検査結果が出るまで市場に出さないことが決められました。

また現在、BSE撲滅を目指して、行政サイドでの努力に併せ、研究面でも解明が進められています。

9　牛乳アレルギーを和らげたい

すでに述べてきたように、免疫とは自己の成分と生体内に侵入してきた物質とを正確に識別し、非自己物質を排除して自己の成分を保護する生体防御システムのことをいいます。ところが、この防御システムが正常に働かず、異常な免疫反応を示す場合をアレルギーと呼んでいます。正式にはアレルギーとは「生体内に侵入したアレルギーの原因物質（アレルゲン）に対して生体が過剰かつ異常な免疫応答をするために生じる生体障害反応である」と定義されています。

牛乳アレルギーは、牛乳がアレルゲンになって引き起こされるアレルギーの場合をいいます。牛乳は鶏卵、大豆と並んで三大アレルゲンと呼ばれ、牛乳のもつ生理的障害の一つになっていますが、成人にとっては牛乳がアレルゲンになる場合はかなり少なくなっています。つまり、乳幼児から成人にいたるアレルゲンの種類とアレルギー症状は、加齢とともに変化することがあるからです。このことをアレルギーマーチと呼んでいます。例えば、〇〜二歳児では鶏卵や牛乳を原因とする食物アレルギーがアトピー性皮膚炎として現れる場合が多いのに対し、三歳以上の子供ではダニによるアレルギーが気管支喘息《ぜんそく》となって現れる場合が多くなってくるといった具合です。

ところで、食物アレルギーにみられる症状としてはアトピー性皮膚炎、湿疹、気管支喘息、下痢、嘔吐、腹痛、アナフィラキシーショックなど実に多種多様な症状があります。これらの症状は牛乳アレルギーにおいても同様に現れうる症状です。

アレルゲンは主として食物中のタンパク質があげられており、牛乳中には二十種以上のタンパク質がアレルゲンとして見出されています。特に、牛乳中に多く含まれ、母乳中には含まれていないα_{s1}-カゼインとβ-ラクトグロブリンは牛乳を代表するアレルゲンといえます。また、タンパク質以外にも例えば、牛乳を加熱したときにβ-ラクトグロブリンと乳糖とが反応してできるメイラード反応（糖とアミノ酸の間で起こる非酵素的反応）物もアレルゲンになることが報告されています。

少し難しくなりますが、アレルギーの発症機構は表4・10に示すようにI型からIV型の四つのタイプに分けられます。鶏卵によるアレルギーはそのほとんどがI型ですが、牛乳の場合は必ずしも

表 4.10　アレルギーの分類（土井）

型	別称	関与する抗体分子	出現期間（皮内反応）	抗原	特徴
I	即時型	IgE	5〜20 分	アレルゲン 薬物 食物	抗原の侵入により産生された IgE がマスト細胞*や好塩基球の表面に結合し、そこへ再び抗原が接触すると、脱顆粒現象が起こり、化学伝達物質が放出される。放出された化学伝達物質が、さまざまな組織や器官で作用することによって起こる。アナフィラキシー型ともいう。
II	細胞 傷害型	IgG IgM			細胞表面の抗原が抗体と結合し、さらに補体**の協力により細胞を融解する。したがって、細胞融解型ともいう。食物アレルギーではこの型に属するものは知られていない。
III	免疫 複合型	IgG	3〜8 時間	薬物	抗原が IgG と結合し、免疫複合体を形成する。その免疫複合体が補体を活性化する結果、組織を破壊する。アルサス型ともいう。
IV	遅延型	T 細胞	24〜48 時間	薬物 接触性 アレルゲン	抗原の侵入により増殖した T リンパ球が組織などに傷害を与える。細胞免疫型ともツベルクリン型ともいう。小麦粉の接触性皮膚炎などがこの型に属する。

＊マスト細胞：喘息やアトピー性湿疹を誘起する細胞で、肥満細胞ともいいます。

＊＊補体：血清中で抗原と抗体の複合体に反応する物質を補体といいます。抗原が赤血球や細菌であれば溶血や溶菌を引き起こす役割を果たします。

I型に限定できず、I型のほかにIII型とIV型のアレルギーも認められています。

それでは牛乳アレルギーを和らげるにはどうしたらよいのでしょうか。この問題は乳幼児、特に人工栄養児にとっては深刻な問題であり、これまで世界中の科学者が牛乳アレルギーを緩和させるにはどうしたらよいかについて多くの実験を行ってきました。日本人科学者もこの研究に真剣に取り組み、現在までに多くの知見が報告され、牛乳アレルギーを制御する方法が確立されつつあり、牛乳アレルギー症状をもつ赤ちゃんに対する福音になっています。

そのアレルギー緩和の基本は、アレルゲンに事前に何らかの処理を施して、それが消化管を介して生体内に侵入しても異物として認識されないようなかたちに、アレルゲンの構造を変えてしまうやり方です。つまり、免疫系におけるアレルゲン認識機構の実体であるB細胞やT細胞がアレルゲン認識部位（これをエピトープといいます）を有していることから、逆にエピトープによって認識されるアレルゲン側の部位を調べて、その部位を何らかの方法で取り除くやり方です。

その方法はいくつかありますが、もっとも簡単な方法はタンパク質分解酵素を用いて牛乳のアレルゲン上の、B細胞やT細胞のエピトープと反応する部位を破壊するやり方です。また、仮にエピトープと反応する部位がわからなくても、アレルゲンの分子をタンパク質分解酵素で分解し、小さな分子にまで加水分解してしまえば、アレルゲンそのものを破壊することにもなります。このようにして処理された調製粉乳がすでに実際につくられ、市販されています。

なお、タンパク質分解酵素を用いてアレルゲンの減弱化を図る方法のほかにも、アレルゲンにポリエチレングリコール、脂肪酸、多糖類、ポリアミノ酸など、無毒で免疫系を誘起させない物質による化学的処理を行って、アレルゲン（タンパク質）に合成高分子や無機物質、さらには低分子生理活性物質等を結合させる方法も多く報告されています。いずれも牛乳アレルギーを和らげることを目的として考案されたものであり、今後この分野の研究は一層の発展が見込まれています。

第5章　発酵乳の上手な摂り方

1　自家製ヨーグルトと市販ヨーグルトの違いは？

歴史的にみれば、ヨーグルトは東地中海地域に生まれた発酵乳に過ぎないのですが、今日では発酵乳といえばヨーグルトを意味するくらいにヨーグルトは世界中で食べられています。そのため、牛乳に微生物を増殖させた形態のものを安易にヨーグルトと呼ぶこともあって、「カスピ海ヨーグルト」や「ヨーグルトきのこ」などの名称が流行したり、さらには「ケフィア」と「ヨーグルト」の保健機能の共通性から、両者の呼称上の区別が不明確になったりする混乱が一部に出ています。

自家製ヨーグルトであれ、市販ヨーグルトであれ、発酵乳の保健機能に対する評価が成り立っている最大の理由はなんといってもそれらは乳を共通の素材にし、かつそこに生息する微生物が乳酸菌を主叢にしていることにあります。乳酸菌やビフィズス菌を中心に研究されてきた様々な保健機能をバイブルとして、自国の、また自社製品の発酵乳を過度に自画自賛したものも中にはありますが、永年にわたり人間がその地域でつくり、育ててきた発酵乳にはそれなりの保健機能を期待していいと思います。

すべての発酵乳について、またそれぞれの発酵乳に生息する乳酸菌について、その保健機能が科学的に証明されたわけではないのですが、発酵乳の原料になる牛乳をはじめとする乳の栄養の完全性、そして乳酸菌と呼ばれる一連の細菌がもつ安全性と、ヒトの健康に対する寄与性の高さを、大胆に一般化しても大きな誤ちを招かないと思います。なぜならば、今日まで科学的に蓄積されてきた膨大な知見と照らし合わせてみると、発酵乳のもつ保健機能として、整腸作用、免疫賦活《ふかつ》化作用、ガン予防効果など多くの共通点があるからです。

FAO／WHO合同食品規格委員会であるコーデックス委員会（一九六二年に設立）が定める「はっ酵規格」は次のように定義されています。つまり、「はっ酵とは、乳に対して適切な微生物を作用させることによって凝固（等電点沈殿）を伴う、もしくは伴わずにpHを低下させる発酵によって得られる乳製品をいう。乳は、乳から得られる製品から、別項の規定に従うように組成調整を受けるか、もしくは受けることなしに製造してもよい。それらのスターター微生物は品質保持期限内において製品中に生存し、活性があり、かつ多数存在しなければならない。はっ酵後に加熱処理をする場合、微生物の生菌規定は適用されない」となっています。コーデックス委員会が定めることの規格は、わが国における「はっ酵乳」製造規格（図5・1）の基本をなしていますので、市販品

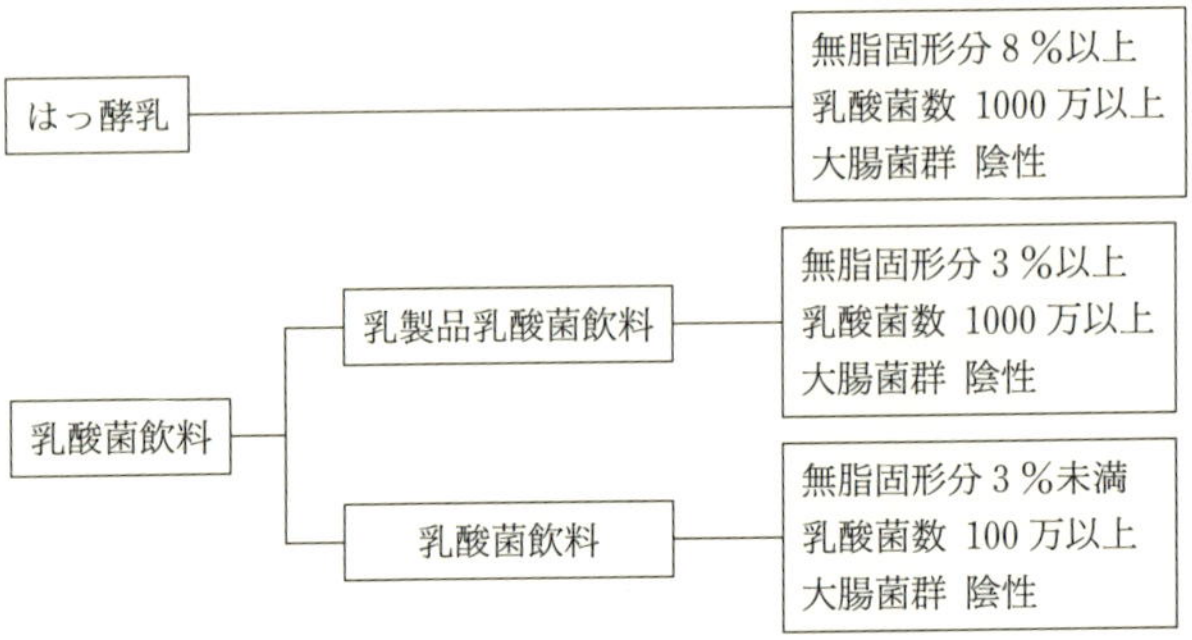

図 5.1　乳等省令による「はっ酵乳」、「乳酸菌飲料」の分類

の製造において極めて重要な意味をもっていることはいうまでもありません。

また、「はっ酵乳」の製造に用いるスターターについてはコーデックス委員会で別に規定が設けられています。

商業目的の「はっ酵乳」では、スターターとして使用される菌株を国際的にきちんと決め、商品における混乱が生じないようにしています。

最近、インターネット等で販売されている自家製用発酵乳のスターターや、隣のおばさんがくれる出所不明な秘伝のヨーグルトの場合はどうなのでしょうか。その実態を全部把握することは難しいのですが、その多くは世界の各地で伝統的な方法でつくられている発酵乳である場合が多いようです。例えば、スターターが錠剤になっていて、その錠剤を牛乳に入れて一定時間保温してつくるものや、数日前につくっておいた発酵乳を牛乳にスプーンで一さじか二さじ入れて保温製造するものがあります。この種の発酵乳に用いられている微生物の種類も千差万別で、市販ヨーグルトの場合と違って、スターターを一言でいうことはできませんが、勝ち組の菌が用いられているせいか、生き抜く力が強いものが多いように思われます。

しかし、この種の自家製ヨーグルトをつくるうえで一番気をつけなくてはいけないことは衛生面です。製造に用いる容器が清潔であることや、発酵過程で病原菌が混入しないこと、さらにはでき上がったヨーグルトを別の容器に移し変えるときには不衛生にならないよう十分な注意を払う必要があります。また、発酵不十分なものは口にしないことが大切です。また、効用が不明確な自家製ヨーグルトは口に入れないことも重要な留意点です。

2　便は健康のバロメーター

私たちの健康を守ってくれる有用菌と、健康に害を与える有害菌についてすでに述べてきました。おなかの中で有用菌と有害菌のどちらが優勢であるかを知る簡単な方法は、便の状態を観察することです。

まず、便の色をよく観察してみましょう。おなかの中で乳酸菌やビフィズス菌が活発に活動すると、乳酸や酢酸が多量に産生されて腸管内容物は酸性に傾き、便の色は黄色か明るい褐色を帯びてきます。一方、乳酸菌やビフィズス菌の活動が不活発になると腸管内容物はアルカリ性になり、濃い茶褐色になってきます。また便秘が続くと、便は黒味を帯びた茶褐色を呈します。それは有害菌の作用を受けて腸管内容物が腐敗していることを示しています。腐敗物の中には胆汁酸の分解物やタンパク質の分解によって生成するアミンやアンモニア、それに発ガン性物質が含まれています。また万一、便に血がついていたら腸の病気が疑われます。放っておかないで、すぐにお医者さんのところに行かなくてはなりません。

次に、便の形です。あなたの便はどんな形をしていますか。細くないですか。または、ウサギの便のようにコロコロしていて、かつ硬くありませんか。健康な便はバナナくらいの大きさをしていて、かつ練り歯磨き粉ほどの硬さ（水分が七〇～八〇％）です。このような便が一日に二本（一〇〇～二〇〇グラム）も出れば、あなたのおなかは極めて健康ということになります。

最後はにおいです。便特有のにおいは当然ありますが、健康な便ほどにおいはきつくないのが特徴です。においのきつい便は腸管内容物の多くが腐敗していることを意味しているからです。そのようなときは当然、おならも非常にくさくなります。おならがくさくては百年の恋もさめるというものです。

また、排便に関して下痢と便秘は便の色、かたち、においといった便質とは異なった意味で、腸内細菌の質を判断するうえで重要な意味をもっています。

下痢便は水分が八〇％以上でドロドロとした液状もしくは完全に液状を呈しています。通常は下痢状態に陥ると一日に数回の排便を催すのが特徴です。下痢はいくつかの原因で起こります。疲労やストレスを受けたとき、消化の悪いものを食べたときや食中毒、さらには抗生物質の投薬などによっても下痢を起こすことがあります。赤痢菌やコレラ菌、病原性大腸菌などの病原菌によって起こる下痢は、腸内細菌叢を著しくかく乱させる点で看過できない重大な事態といえます。

一般に食中毒は下痢を伴いますが、感染型と毒素型があります。前者は食物に汚染したサルモネラ菌、腸炎ビブリオ菌、O‐157に代表される病原性大腸菌などの病原菌がおなかの中で増殖することによる食中毒です。後者はブドウ球菌やボツリヌス菌によって引き起こされる食中毒です。毒素型の病原菌は食品の中で増殖して、毒素を生産し、感染型に比べて発症までの時間が短いのが特徴です。

もし、おなかの中で乳酸菌やビフィズス菌が優勢であれば、これらの菌の生産する乳酸や酢酸によって、食中毒を引き起こす菌の増殖が抑えられます。同時に日常的に身体を疲労状態におかないことも大切な留意点です。

一方、便秘は便の水分が七〇％以下になり、便が硬くなり排便回数が少なくなる症状です。また、排便が毎日あったとしても、排便に時間がかかるのも便秘といえます。便秘は腸の蠕動《ぜんどう》が緩慢な状態に陥ることによって引き起こされます。正式には弛緩性《しかんせい》便秘症といわれるものです。乳酸菌やビフィズス菌の生産する乳酸や酢酸のような有機酸は腸管を常に刺激し、蠕動を活発にさせる効

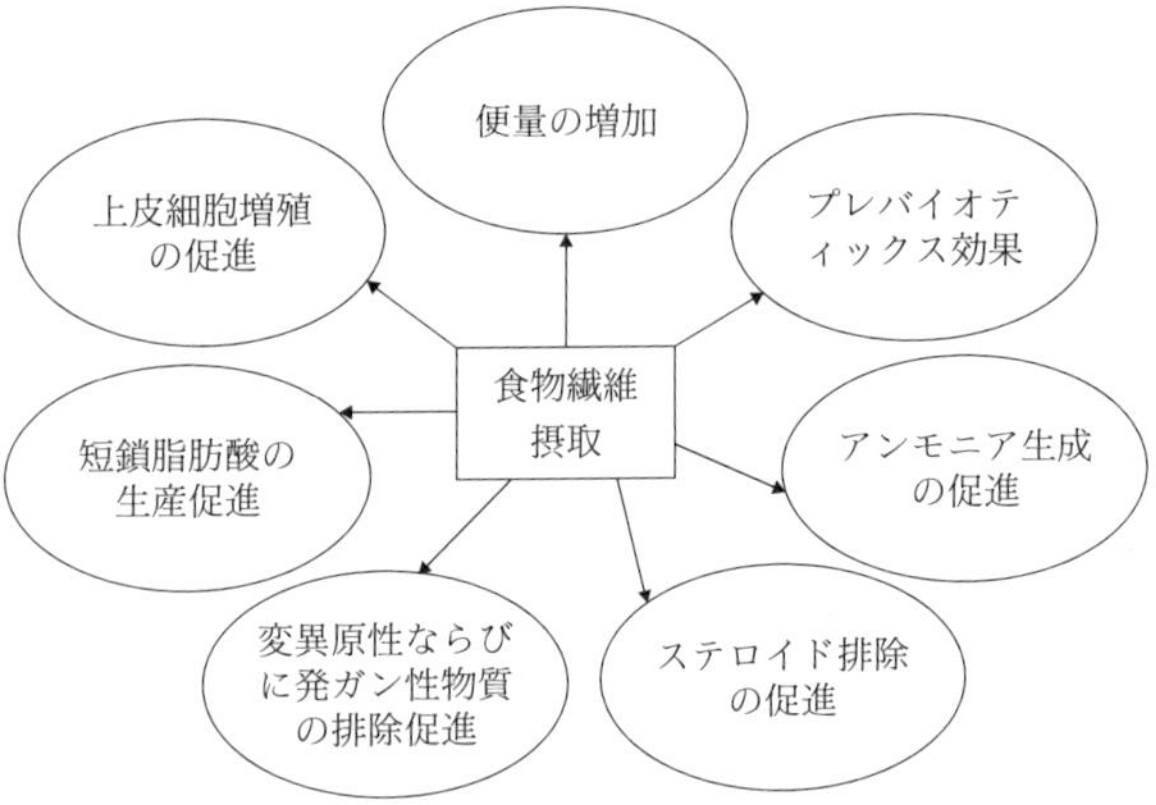

図 5.2　食物繊維の消化管での作用

果に優れており、便秘の予防に大いに役立つ働きをしてくれます。また、それと同時に心掛けなければならないことは、食物繊維の摂取です。食物繊維をたくさん摂ることの重要性は、胃液ではそれを分解する力（酵素）を持ちませんが、乳酸菌やビフィズス菌は食物繊維を分解して栄養源にする力をもっており、増菌に期待できるからです。また、食物繊維は便量を増やし、食物繊維が保持している水分によって便の硬さも和らぎ、便秘の改善に貢献することが期待されます。食物繊維をたくさん摂る人の場合、腸管での食物の通過時間が短くなることも明らかにされています。食物繊維のもつ効果を図５・２にまとめて示しました。

便秘は食物を腸管内に長い時間滞留させるため摂取食物の腐敗度を増大させ、また二次的にウエルシュ菌などの毒素生産菌によって毒素が生産される格好の条件を与えます。そうなると、肝臓で解毒しきれなくなった毒素が血液を介して身体中を回り、便秘のほかにも肌をいため、吹き出物ができたり、肩こりや頭痛の症状を呈したりします。その他、便秘は痔になるきっかけにもなり、また排便時に力むことによる血圧上昇など、身体に悪影響を与えます。まさに、便秘大敵といったところです。日頃から、ヨーグルトなど、便秘予防に効果的な食物を摂取して、このような事態を招かないよう十分気をつけなければなりません。正常な排便は健康の基なのです。

3　毎日ヨーグルトを食べよう

これまで述べてきたように、ヨーグルトには優れた栄養成分とバランスの良い成分組成はいうまでもなく、整腸作用、免疫賦活化作用、ガン予防効果、血清コレステロール値低下作用、抗菌作用さらには乳糖不耐症への症状緩和など実に多くの保健効果が備わっています。

スーパーマーケットの乳製品コーナーには色とりどりのパッケージに入れられたたくさんの種類のヨーグルトが置かれています。どれを食べたらよいか迷うほどですが、単なる嗜好品としてではなく腸内の有用菌を増やしたいとする積極的な意図をもってヨーグルトを食べるのでしたら、プレーンヨーグルトをおすすめします。また、最近では保健機能が科学的に明らかにされた細菌を用いたヨーグルトがつくられておりますし、また腸内での円滑な増殖が期待できるオリゴ糖や、難消化性のデキストリンなどが添加されたヨーグルトが売られていますので、それらの機能と、一日の摂取エネルギーをよく考えて選んでいただきたいと思います。ヨーグルトを入れた容器には必ず、「主要五項目」が記されています。すなわち、エネルギー（cal）、タンパク質（g）、脂質（g）、糖質（g）、ナトリウム（mg）の五項目です。これらは日本の栄養表示制度の基本となる栄養成分です。そのほか、たとえばカルシウムを強化したものであれば、カルシウム（mg）の量が、また低塩分を強調したものであれば、食塩（g）の量が必ず明記されることになっています。

栄養表示の話はこれくらいにして、次はヨーグルトを一日にどのくらい食べたらよいかということですが、できることならば、一日最低二〇〇ミリリットル摂ることをおすすめしたいと思います。無糖のプレーンヨーグルトだけならば三〇〇ミリリットルくらいでもよいでしょう。というのは通常の市販の加糖ヨーグルトのエネルギーは一〇〇グラム中およそ六〇〜一〇〇キロカロリーですので、一日に摂取すべき総エネルギーをよく考えて自分の摂取量を定めていただきたいからです。また、塩分のことも十分考えて摂ることも重要です。人によって、一日の運動量もかなり違いますし、年齢や健康状態も人によって違います。

したがって、先に記した摂取量はあくまで目安の量ですから、自分の日常生活の中での運動量をよく考えて増減するのがヨーグルトの一番よい食べ方です。そして何度も繰り返すようですが、もっとも大切なことは、毎日欠かさず食べることです。ヨーグルトに入っている乳酸菌やビフィズス菌は腸管内での定着性はあまり良くありません。つまり、私たちのおなかに生まれたときからすみついている細菌は、自己と同質のものとしての市民権を与えられていますが、あとから入ってきた細菌に対しては、たとえそれが有用菌であってもなかなか市民権を与えようとはせず、新参者を排除しようとする警戒心の強い一面をもっています。さしものヨーグルトの乳酸菌も居心地が悪くなり、体外脱出を余儀なくされ、早々に腸管を通過してしまいます。したがって、繰り返し繰り返し、意識的にヨーグルトを摂取しなければ大した効果も期待できずに終わりかねないことになります。

ヨーグルトとうまくつきあうには、例えばいつも朝食のメニューとするなどのパターンを決めておくのも一つの工夫です。なお、家庭用冷蔵庫に入れておけば、表示された賞味期限までは菌数は高いまま維持されますし、仮にその間に乳清（ホエイ）が浮き上がってきても、品質になんら支障をきたしたものではありませんから安心して食べて下さい。

4　賢くヨーグルトを食べよう――「食育」のすすめ――

膨大な飢餓人口がこの地球上に存在している中で、わが国を含む先進国では栄養バランスのとれた健康的で豊かな食生活を営むことが可能です。しかし最近では、その豊かな食生活の中で、栄養バランスの崩れがみられ、生活習慣病が増加し、さらに大量の食べ残しが出るなどの資源の浪費や無駄が生じています。このような世界の食料供給のインバランスを背景に、人々の意識の中に安定的な食料供給に対して不安感が募ってきている一方、食べることと健康との関係に混乱をきたしていることも事実です。確かに、豊かな食生活にもかかわらず日本の国民医療費が年ごとに増加していること（図5・3）や、ガン発症に対する食物の寄与率が依然として高いことなどは、現在の「食と健康」の意義や方向性の不確かさを物語っています。

これまで、栄養学は食品学を展開するうえでもっとも重要な学問領域としてその役割を果たしてきました。特に、飢餓問題の解決に求められる食品の価値の評価に、栄養学はこれまでに大きな役割を果たしてきたことは事実であり、今後もその重要性を増してくるものと思われます。

これに対し、最近盛んになってきた領域として食品の機能についての研究があります。この研究は栄養学、化学、生物学といった食品に関係する既存の学問分野に加え、医学、生理学、工学、心理学といった学際領域の学問にも関連を広げてきており、その研究手法は自然科学と社会科学にまたがって展開されています。さらに、従来の栄養学が主に疾病に対する予防や治療に目を向けていたのに対し、食品の機能開発に関する科学はそれらの目的に加え、食生活を通じて「食と健康」の意義を探究し、心と身体に満足を与える食とは何かについて解答を与えることを意図する新たな視点なのです。

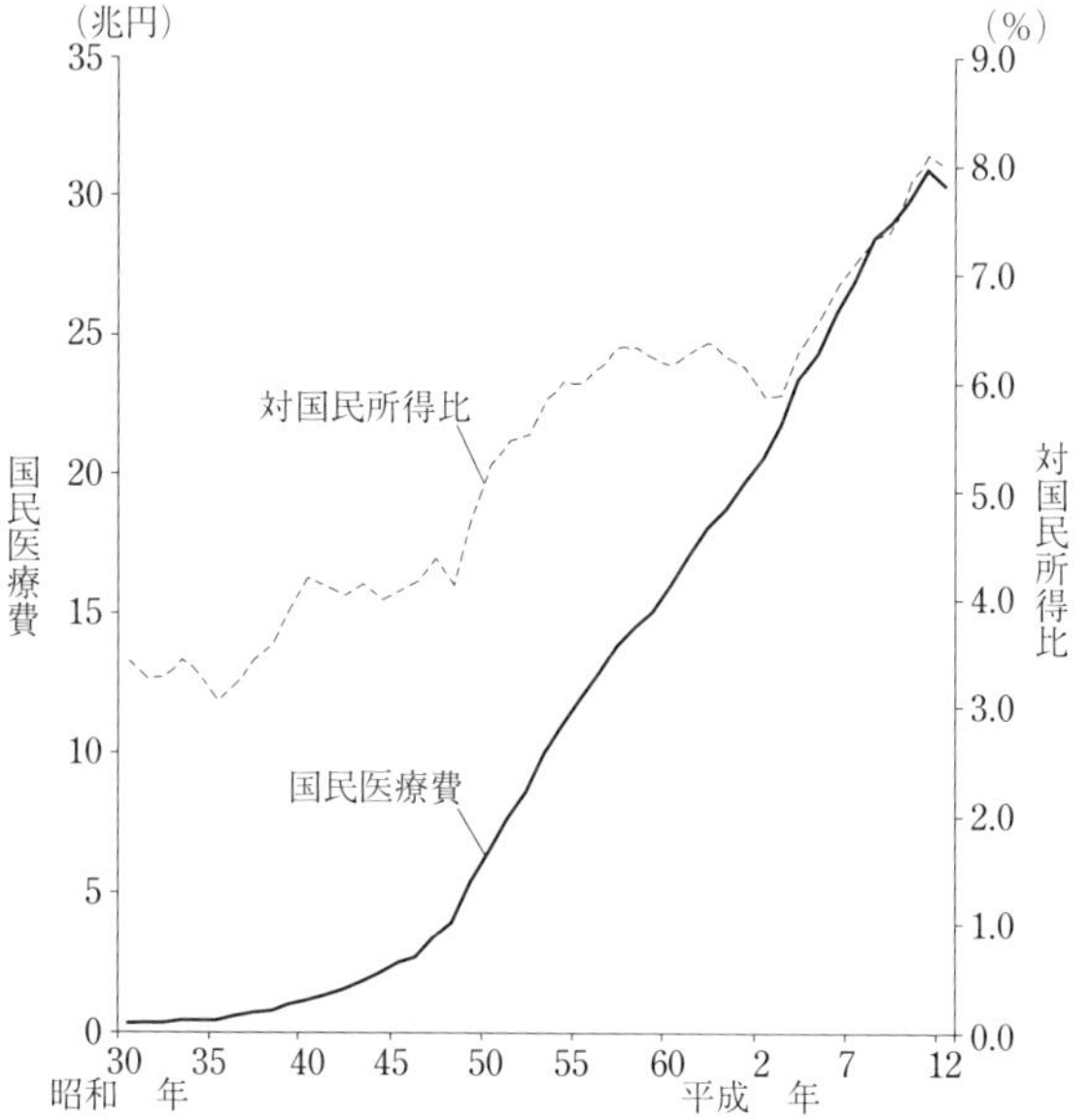

図 5.3　国民医療費の年次推移

ヨーグルトをはじめとする高い機能性をもった食品の本質を栄養の点からだけではなく、食文化レベル、食事レベルに重層させて考えたとき、「食べること」の本来の意味が明確になり、健康の成因を解き明かすことが可能になると考えられます。

民俗学者石毛直道氏は、「食べること」の究極的な到達目標は食生活教育「食育」の完成にあるといっています。「食育」とは、機能性に優れた食物には何があるかを知る（「知食」）だけではなく、それらをどのように食べるかを知る（「賢食」）行為をいいます。石毛氏の言に従い、ヨーグルトを例にとれば、「知食」にとどまらず、「賢食」に一歩足を進めることが、ヨーグルトのもつ保健効果を最大限に引き出す秘訣だといえるでしょう。ただ食べるだけならどんな動物だってできますが、何をどう食べるかということを考えて食べることができるのは人間だけです。食物の本質を知り、その食べ方を工夫し、かつヨーグルトのもつ保健効果に強い期待感を抱きながら食べることはとても重要だと思います。

江戸時代の本草学者である貝原益軒はその著書『養生訓』の中で、「人類の幸福と真の楽しみとは何であるのか。すなわち、三楽あり。一、道を行い、善を楽しむ。二、病気をせず、快適さを楽しむ。三、長寿を楽しむ」と書いています。長寿はいつの世も人類の願いです。ヨーグルトだけではありませんが、高い保健機能をもつ食品を「知食」し、「賢食」しながら、元気で長生きしたいものです。

参考文献

■和　書

細野明義 編：「発酵乳の科学」、アイ・ケイコーポレーション（二〇〇三）
細野明義・沖中明紘・吉川正明・八田　一 共編：「畜産食品事典」、朝倉書店（二〇〇三）
和田昭允・池原森男・矢野俊正 共編：「プロバイオティクスとプレバイオティクス」、学会センター関西（二〇〇三）
家森幸男 著：「カスピ海ヨーグルトの真実」、法研（二〇〇二）
小崎道雄 著：「乳酸菌」、八坂書房（二〇〇二）
中澤勇二 監修：「カスピ海ヨーグルト」、青春出版社（二〇〇二）
清水　潮 著：「食品微生物の科学」、幸書房（二〇〇一）
土屋文安 著：「牛乳読本」、日本放送出版協会（二〇〇一）

中谷林太郎・平塚秀雄 監修：「プロバイオティクス健康法」、小学館（二〇〇一）
林　弘道 著：「乳加工技術史」、幸書房（二〇〇一）
細野明義 編：「畜産食品微生物」、朝倉書店（二〇〇〇）
森地敏樹・松田敏生 共編：「バイオプリザベーション」、幸書房（一九九九）
ヤクルト中央研究所学術書編集委員会 編：「ラクトバチルス　カゼイ　シロタ株」、ヤクルト本社中央研究所（一九九九）
野口洋介 著：「牛乳・乳製品の知識」、幸書房（一九九八）
服部　勉 著：「微生物を探る」、新潮社（一九九八）
足立　達 著：「ミルクの文化誌」、東北大学出版会（一九九八）
伊藤敞敏・渡邊乾二・伊藤　良 共編：「動物資源利用学」、文永堂出版（一九九八）
小崎道雄・椿　啓介 共編：「カビと酵母」、八坂書房（一九九八）
水野　肇・青山英康 共編：「ＰＰＫのすすめ」、紀伊國屋書店（一九九八）
吉川正明・細野明義・中澤勇二・中野　覚 共編：「ミルクの先端機能」、弘学出版（一九九八）
石毛直道 編：「モンゴルの白いご馳走」、チクマ秀版社（一九九七）
児玉　徹・熊谷英彦 著：「食品微生物学」、文永堂出版（一九九七）

細野明義・鈴木敦士 共著：「畜産加工」、朝倉書店（一九九七）
小崎道雄 編：「乳酸醱酵の文化譜」、中央法規出版（一九九六）
上野川修一 編：「乳の科学」、朝倉書店（一九九六）
佐原　誠 著：「食の考古学」、東京大学出版会（一九九六）
廣野　卓 著：「古代日本のチーズ」、角川書店（一九九六）
乳酸菌研究集談会 編：「乳酸菌の科学と技術」、学会出版センター（一九九六）
廣野　卓 著：「古代日本のミルクロード」、中央公論社（一九九五）
上野川修一・菅野長右エ門・細野明義 共編：「ミルクのサイエンス」全国農協乳業協会（一九九四）
中澤勇二 監修：「ヨーグルトきのこ」、ダイナミックセラーズ出版（一九九四）
廣田哲二 著：「ヨーグルトきのこの秘密」、毎日新聞社（一九九四）
光岡知足 著：「ヨーグルト」、日本放送出版協会（一九九三）
光岡知足 編：「ビフィズス菌の研究」、日本ビフィズス菌センター（一九九三）
石毛直道・和仁皓明 共編：「乳利用の民族誌」、中央法規出版（一九九二）
山内邦男・横山健吉 共編：「ミルク総合事典」、朝倉書店（一九九二）
光岡知足 著：「腸内細菌学」、朝倉書店（一九九〇）

一島英治 著：「発酵食品への招待」、裳華房（一九八九）
中江利孝 著：「健康長寿の可能性ケフィール」、女子栄養大学出版（一九八九）
馬田三夫 著：「ビフィズス菌の科学」、ヤクルト本社（一九八八）
中澤勇二・細野明義 共編：「発酵乳の機能」、食品資材研究会（一九八八）
矢澤好幸 著：「乳の道標」、酪農事情社（一九八八）
小崎道雄・石毛直道 編：「醗酵と食の文化」、ドメス出版（一九八七）
光岡知足 著：「腸内細菌の話」、岩波書店（一九八四）
中野政弘 編：「発酵食品」、光琳（一九八三）
神邊道雄 著：「驚異のヨーグルト」、講談社（一九八一）
石毛直道 編：「東アジアの食の文化」、平凡社（一九八一）
光岡知足 著：「腸内フローラと発癌」、学会出版センター（一九八一）
足立 達 著：「牛乳」、柴田書店（一九八〇）
石毛直道 編：「人間・たべもの・文化」、平凡社（一九八〇）
光岡知足 著：「腸内細菌の世界」、叢文社（一九八〇）
本間 道・光岡知足 共編：「ビフィズス菌」、ヤクルト本社（一九七八）
鵜田文三郎 著：「チーズのきた道」、河出書房新社（一九七七）

中尾佐助 著：「料理の起源」、日本放送協会（一九七四）

■ 洋　書

Roginski, H., Fuquay, J. W. and Fox, P. F. (ed.): "Encyclopedia of Dairy Science" Vol.1–4, Academic Press, (2002)

Siezen, R. J., Kok, J., Abee, T. and Schaafsma, G.: "Lactic Acid Bacteria: Genetics, Metabolism and Application", Kluwer Academic Publishers, (2002)

Tamime, A. Y. and Robinson, R. K.: "Yoghurt Science and Technology", Woodhead Publishing Ltd., (1999)

Marth, E. H. and Steele, J. L. (ed.) "Applied Dairy Microbiology", Marcel Dekker, Inc., (1998)

Fox, P. F. (ed.): "Advanced Dairy Chemistry" Vol.1–3, Chapman & Hall, (1997)

Fuller, R. (ed.): "Probiotics 2", Chapman & Hall, (1997)

Kosikowski, F. V. and Mistry, V. V.: "Cheese and Fermented Milk Foods" Vol.1 & 2, F.V.

Kosikowski-L.L.C., (1997)

Cogan, T. M. and Accolas, J.-P.: “Dairy Starter Cultures”, Wiley-VCH, (1996)

Miller, G. D., Jarvis, J. K. and McBean, L. D. (ed.): “Handbook of Dairy Foods and Nutrition”, National Dairy Council, (1996)

Vuyst, L. De. and Vandamme, E. J. (ed.): “Bacteriosins of Lactic Acid Bacteria”, Blackie Academic & Professional, (1994)

Hoover, D. G. and Steenson, L. R.: “Bacteriocins of Lactic Acid Bacteria”, Academic Press, (1993)

Salminen, S. and Wright, A. v. (ed.): “Lactic Acid Bacteria”, Marcel Dekker, Inc., (1993)

Fuller, R. (ed.): “Probiotics”, Chapman & Hall, (1992)

Kurmann, J. A., Rasic, J. L. and Kroger, M. (ed.): “Encyclopedia of Fermented Fresh Milk Products”, Van Nostrand Reinhold, (1992)

Nakazawa, Y. and Hosono, A. (ed.): “Function of Fermented Milk”, Elsevier Applied Science, (1992)

Wood, B. J. B.(ed.): “The Lactic Acid Bacteria in Health & Disease”, Elsevier Applied Science, (1992)

Robinson, R. K.: "The Microbiology of Milk Products", Vol. 1 & 2, Elsevier Applied Science, (1990)

Larson, B. L. and Smith, V. R. (ed.): "Lactation III", Academic Press, (1974)

Frobisher, M. and Fuerst, R.: "Microbiology in Health and Disease" W. B Saunders Com., (1973)

あとがき

日本人の寿命は今や世界一といわれるようになりました。表1に示したように、平成十三年の日本人の平均寿命は、男性で七十八・〇七歳、女性で八十四・九三歳となっており世界中から注目されています。世界一長寿といわれる日本において一番長寿を自認する都道府県はどこかというと、筆者が住む長野県です。平成十一年の統計では、男性が七十八・〇八歳で全国第一位、女性が八十三・八九歳で全国第四位になっています。

長野県は平成十一年の死産児数÷出産数が一〇〇〇人中二十三・一人（全国第四十七位）、乳児死亡数÷出生数が一〇〇〇人中二・〇人（全国第四十七位）で、乳児の死亡率が低

表1　世界の平均寿命国ベスト5

◆女　性		
1.	日　本	84.93歳 (2001)
2.	スイス	82.5歳 (1998)
3.	フランス	82.2歳 (1998)
4.	スウェーデン	82.03歳 (2000)
5.	イタリア	82.0歳 (1999)
◆男　性		
1.	日　本	78.07歳 (2001)
2.	アイスランド	77.5歳 (1998〜99)
3.	スウェーデン	77.38歳 (2000)
4.	スイス	76.5歳 (1998)
5.	カナダ、イスラエル	76.1歳 (1998)

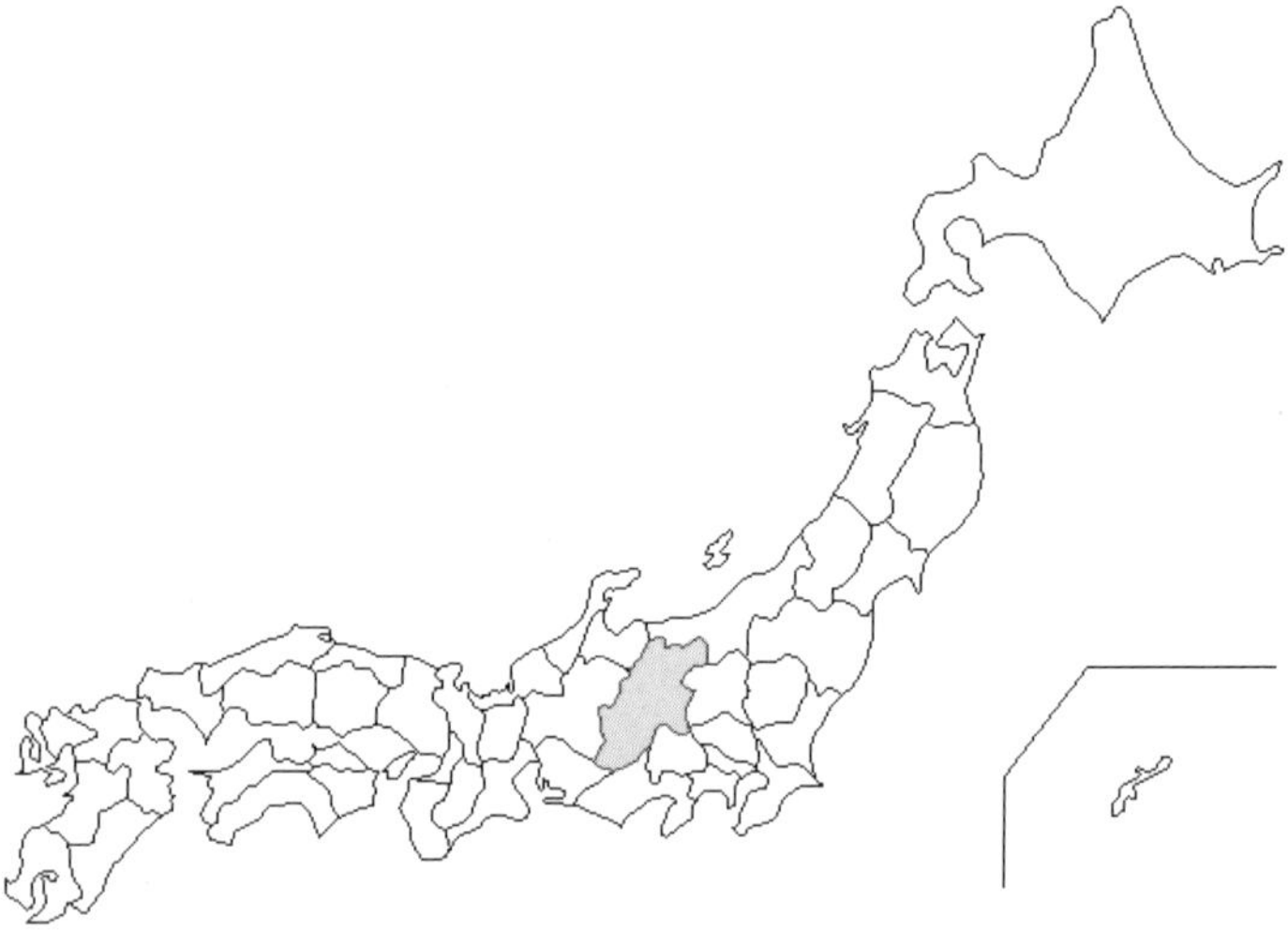

図1　長野県

く、赤ちゃんがすくすく育っていることがわかります。また同じく平成十一年の、六十五歳以上の人たちの受診については、一〇万人中の入院者は二四一八人（全国第四十七位）、外来者は九五二九人（全国第四十三位）であり、また平均在院日数は二十一・六日で全国第四十七位でした。これらのことから高齢者がとても元気であることがわかります。さらに、長野県は今も一昔前の家族制度が残っている家庭が多く、病気になれば家族が支え、また離婚率も低く、全国四十一位です。それらのこともあってか自宅で死を迎える人の割合も全国第一位にあります。

長野県は日本のほぼ中央に位置し（図1）、豊かな自然があり、日本の屋根と呼ばれる三〇〇〇メートル級の山々が連なっています。そうした長野県の地形や自然の恵みと豊かさを見事に詠い込んだ「信濃の歌」は長野県の県民歌であり、長野県民が集えば必ず愛唱する歌になっています。信濃教育会が明治の末に生徒の唱歌として採用したこの歌詞（浅井洌）とメロディー（北村季晴）は昭和四十三年に長野県民歌に正式に指定されました。六番まで歌詞がありますが、二番までを記したいと思います。この県民歌の一番と二番には長野県の山河が活写されています。

一　信濃の国は十州に　境連なる国にして　聳ゆる山はいや高く　流るる川はいや遠し
松本伊那佐久善光寺　四つの平らは肥沃の地
海こそなけれ物さわに　万足らわぬ事ぞなき

二　四方に聳ゆる山々は　御嶽乗鞍駒ケ岳　浅間は殊に活火山　いずれも国の鎮めなり
流れ淀まずゆく水は　北に犀川千曲川
南に木曽川天竜川　これまた国の固めなり

長野県の面積は一万三五八五平方キロメートル、人口はおよそ二二〇万人です。昔から教育県としての誉れ高く、お年寄りが見るテレビ番組はニュースや記録番組が多く、新聞や雑誌をよく読み、公民館活動がとても盛んで医学に関する講演会や講習会、さらには健康フォーラムに対して強い関心をもっています。NHK放送文化研究所が行った「全国県民意識調査」によると、長野県民

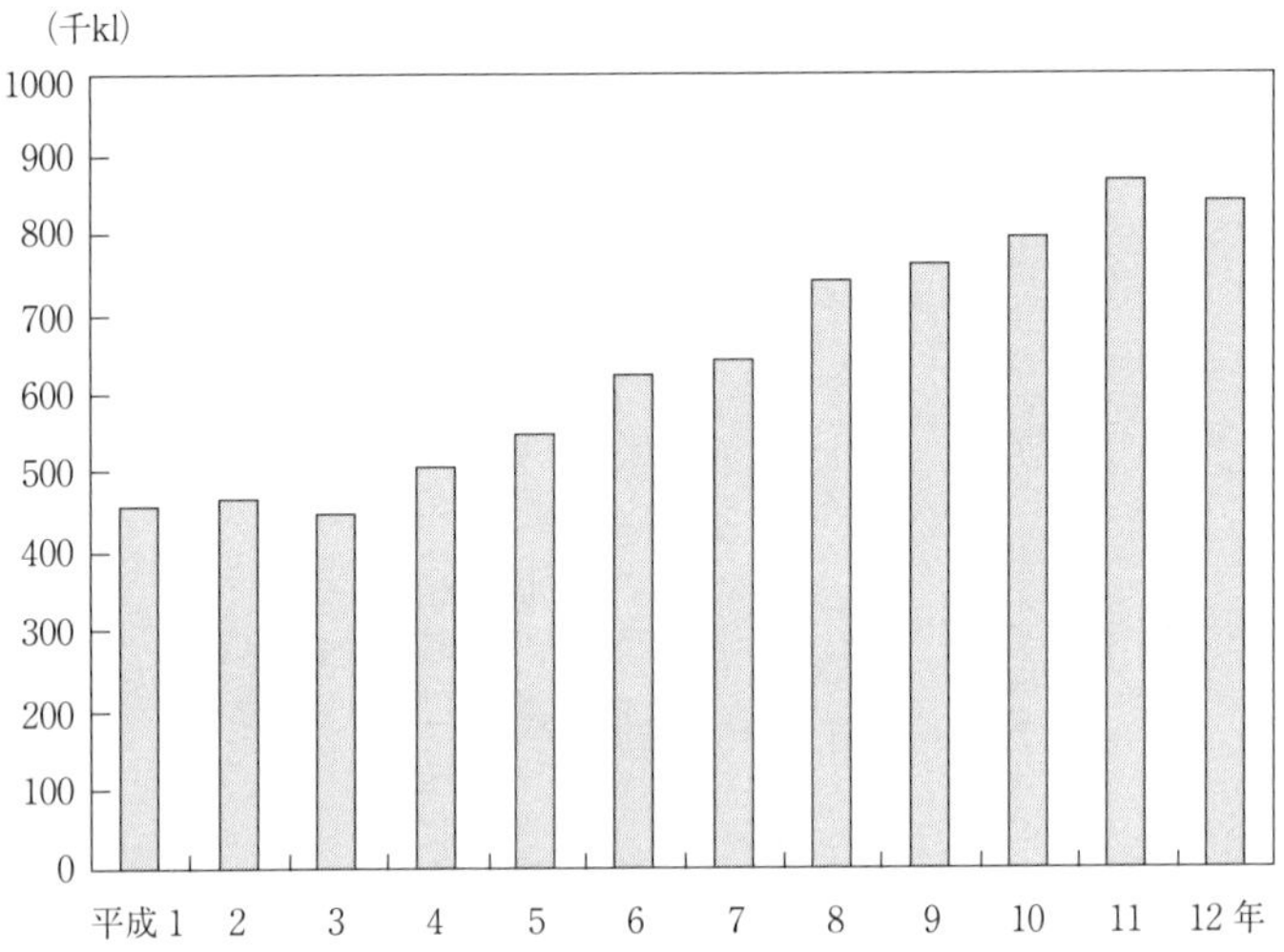

図2　日本における発酵乳の生産量

は、「理屈っぽい、まじめ、頑固、世話好き、議論好き、努力家」としています。「まじめかつ勤勉で安易な妥協をしない」とする特徴がイメージされます。

さて、長野県人の長寿要因は何かということになります。それは、豊かな自然ときれいな空気や水といった環境要因もありますが、日常生活におけるライフスタイルにも大きな要因がありそうです。長野県のお年寄りは、野菜を欠かさず、いろいろな食物を食べ、三回の食事を規則正しくとり、仕事や運動で適度に身体を動かしていることが長野県長寿社会開発センターが平成六年に行った調査からわかっています。

さらに、全国の都道府県庁の所在地を対象に行った調査では、長野市が牛乳やヨーグルトの購入費が全国一となっています。牛乳とヨーグ

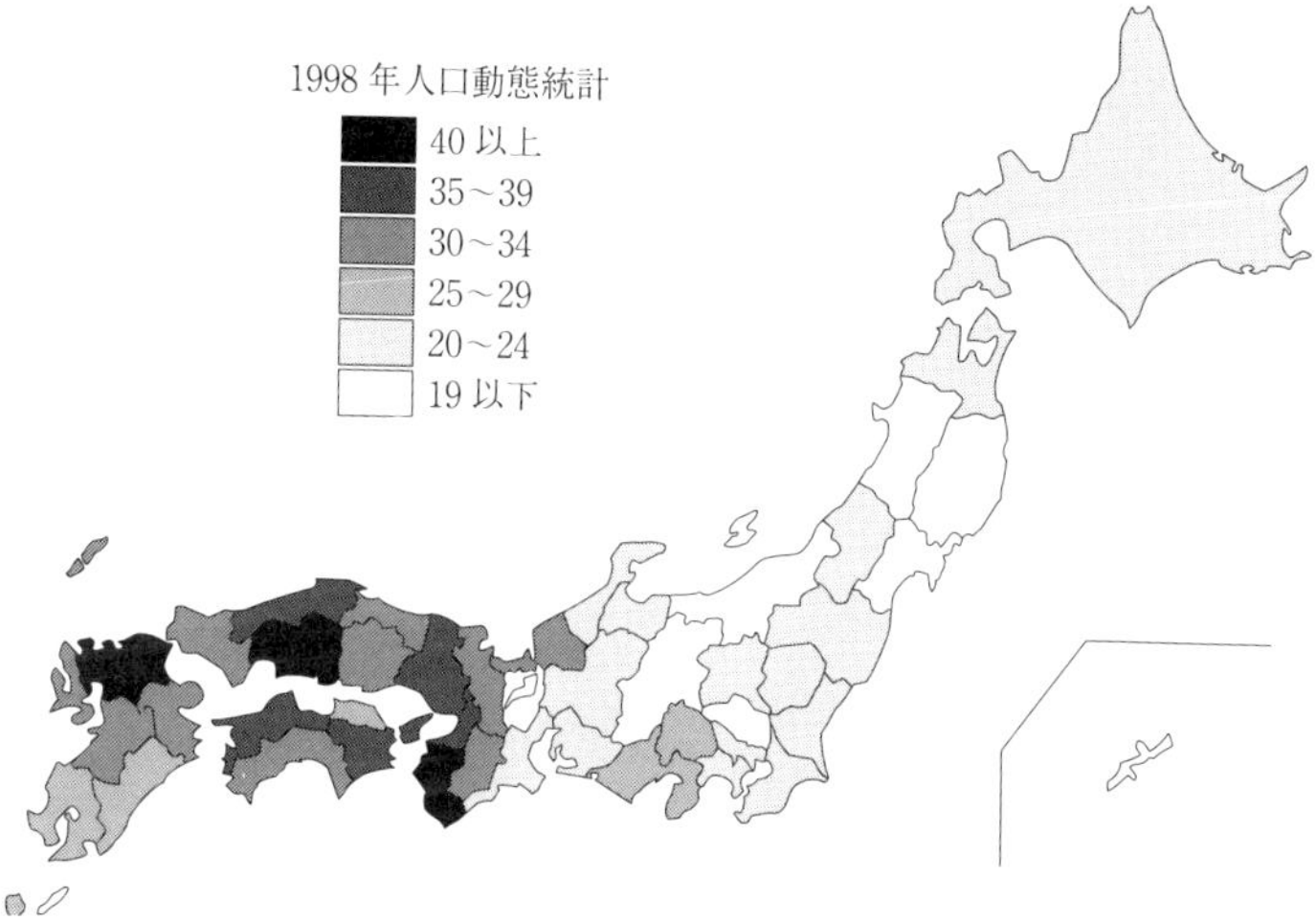

図3　地域別肝臓ガンの発生

ルトの購入費が多いということは、それだけ牛乳とヨーグルトを食べていることを意味するものであり、これが長寿と直接結びついていると短絡的にはいえないとしても、長寿の一因になっているのかもしれません。

現在、日本における肝臓ガンの発生をみると図3に示すように、西高東低になっています。一方、全国都道府県庁所在地におけるヨーグルトの購入費は西低東高になっています。ヨーグルトに生息する乳酸菌やビフィズス菌がガンを引き起こす物質の毒性を減弱化させることについて長年研究してきた筆者にとり、この両者の分布図が、ガンとヨーグルトについて疫学的に密接な関係があることの証明であってほしいと願う次第です。

著者略歴

細野　明義　（ほその　あきよし）

1938年北海道生まれ。東北大学農学部卒業。東北大学大学院農学研究科博士課程中退。1965年信州大学農学部助手。同学部助教授、教授を経て現在、信州大学大学院農学研究科教授。農学博士。岐阜大学大学院農学研究科教授（連合農学研究科）（併任）。（財）日本乳業技術協会常務理事（併任）。乳製品関連の有用乳酸菌に関する研究に長年従事（共編）。著書に「発酵乳の科学」（編）（I＆Kコーポレーション）、「畜産食品の事典」（朝倉書店）、「Encyclopedia of Dairy Science」（共著）（Academic Press）、「畜産加工」（共著）（朝倉書店）など多数。日本農学賞、読売農学賞などを受賞。

長寿と健康

乳酸菌とヨーグルトの保健効果

2003年6月10日　初版第1刷発行

著者　細野明義

発行者　桑野知章

発行所　株式会社　幸《さいわい》書房

〒101-0051　東京都千代田区神田神保町1-25

Phone 03(3292)3061　Fax 03(3292)3064

URL　http://www.saiwaishobo.co.jp

㈱平文社

ISBN 4-7821-0228-3 C 1077